实用临床疾病诊疗精要

巩爱芳　耿峰峰　李永安　李　静　张永富　上官玉顺　主编

吉林科学技术出版社

图书在版编目（ＣＩＰ）数据

实用临床疾病诊疗精要 / 巩爱芳等主编. -- 长春：
吉林科学技术出版社，2024. 6. -- ISBN 978-7-5744
-1422-8

Ⅰ. R4

中国国家版本馆 CIP 数据核字第 2024FP6263 号

实用临床疾病诊疗精要

主　　编　巩爱芳　等
出 版 人　宛　霞
责任编辑　隋云平
封面设计　杨　慧
制　　版　杨　慧
幅面尺寸　185mm×260mm
开　　本　16
字　　数　150 千字
印　　张　10
印　　数　1～1500 册
版　　次　2024 年 6 月第 1 版
印　　次　2024 年 12 月第 1 次印刷

出　　版　吉林科学技术出版社
发　　行　吉林科学技术出版社
地　　址　长春市福祉大路 5788 号出版大厦 A 座
邮　　编　130118
发行部电话/传真　0431—81629529 81629530 81629531
　　　　　　　　　　81629532 81629533 81629534
储运部电话　0431-86059116
编辑部电话　0431-81629510
印　　刷　三河市嵩川印刷有限公司

书　　号　ISBN 978-7-5744-1422-8
定　　价　60.00 元

《实用临床疾病诊疗精要》

编委会

主　编

巩　爱　芳（临沂市人民医院）

耿　峰　峰（广饶县人民医院）

李　永　安（山东省莘县第三人民医院）

李　　　静（山东省聊城市临清市刘垓子中心卫生院）

张　永　富（平邑县中医医院）

上官玉顺（临沂市临沭县中医医院）

副主编

陈　　　刚（贵州医科大学附属医院）

王　　　鹏（扬州市中医院）

谭　义　炫（海南省儋州市人民医院）

张　　　杰（解放军总医院第七医学中心）

叶　伟　胜（龙南市第一人民医院）

冉　　　艳（丰都县人民医院）

吕　　　爽（广州市民政局精神病院）

李　明　梅（枣庄市山亭区妇幼保健院）

前　言

　　本书是关于实用临床疾病诊疗精要著作。社会经济的发展促进了医学科学技术的发展，临床病理学已经发展成为一门独立的学科，临床病理学由病理技术学和病理诊断学组成，两者相辅相成，进一步完善了临床病理学。本书首先围绕神经系统疾病、肾脏科疾病等常见系统疾病进行论述；其次阐述了神经外科、泌尿外科、妇产科等各科手术的麻醉要点、注意事项等方面的内容。本书内容简明扼要、易读、易懂、实用性强，适用于病理学研究和病理学诊断相关专业人士参考阅读。

目　录

第一章　周围神经系统疾病

第一节　脑神经疾病

一、嗅神经损害

（一）病因

嗅神经损害主要为传导嗅觉纤维被阻断所致。嗅神经很短，至今尚无原发性嗅神经病的报告，常与其他脑神经疾病合并存在或继发于其他疾病，主要症状为嗅觉障碍。常见的致病原因为颅内血肿、颅前窝、鞍区与鞍旁肿瘤、外伤、颅内压增高症与脑积水、老年性嗅神经萎缩、各种中毒及感染等。

（二）临床表现

嗅神经损害的主要表现为嗅觉减退、缺失、嗅幻觉与嗅觉过敏等。

（三）辅助检查

头颅 MRI 可检查出占位病变。

（四）诊断

1.颅底肿瘤

以嗅沟脑膜瘤最为常见，患者常有慢性头痛与精神障碍。因嗅神经受压产生一侧或两侧嗅觉丧失。随着肿瘤的生长产生颅内高压症状，颅脑 CT 常能明确诊断。

2.某些伴有痴呆的中枢神经病（早老性痴呆、柯萨可夫综合征、遗传性舞蹈病等）

常见于中老年患者，有嗅神经萎缩引起双侧嗅觉减退，有阳性家族史。颅脑 CT、MRI 常见脑萎缩等。

3.颅脑损伤

颅前窝骨折及额叶底面的脑挫裂伤及血肿可引起嗅神经的撕裂与压迫，而引起嗅觉丧失，根据明确的外伤史、头颅 X 线、CT 等可明确诊断。

4.颞叶癫痫

颞叶癫痫临床表现多种多样，钩回发作时表现嗅幻觉及梦样状态，患者可嗅到一种不愉快的难闻气味，如腐烂食品、尸体、烧焦物品、化学品的气味，脑电图检查可见颞叶局灶性异常波。

（五）鉴别诊断

1.精神分裂症

在某些精神分裂症患者，嗅幻觉可作为一种症状或与其他幻觉和妄想结合在一起表现出来，精神检查多能明确诊断。

2.某些病毒感染和慢性鼻炎

其所引起的嗅觉减退常有双侧鼻黏膜发炎和鼻腔阻塞，局部检查可有鼻黏膜充血、鼻甲肥大等。

（六）治疗

主要是针对原发病治疗。

二、视神经损害

（一）病因

引起视神经损害的病因甚多，常见的有外伤、缺血、中毒、脱髓鞘、肿瘤压迫、炎症、代谢、梅毒等。其共同的发病机制是引起视神经传导功能障碍。

（二）临床表现

1.视力障碍

为最常见最主要的临床表现，初期常有眶后部疼痛与胀感、视物模糊，继之症状加重，表现为视力明显降低或丧失。

2.视野缺损

①双颞侧偏盲：如为肿瘤压迫所致两侧神经传导至鼻侧视网膜视觉的纤维受累时，不能接受双侧光刺激而出现双颞侧偏盲。肿瘤逐渐长大时，因一侧受压重而失去视觉功能则

一侧全盲，另一侧为颞侧偏盲，最后两侧均呈全盲。②同向偏盲：视束或外侧膝状体以后通路的损害，可产生一侧鼻侧与另一侧颞侧视野缺损，称为同向偏盲。视束与中枢出现的偏盲不同，前者伴有对光反射消失，后者光反射存在；前者偏盲完整，而后者多不完整呈象限性偏盲；前者患者主观感觉症状较后者显著，后者多无自觉症状；后者视野中心视力保存在，呈黄斑回避现象。

（三）辅助检查

（1）对于视盘水肿行头颅 CT、X 线、MRI、MRA、DSA 等可查找病因。

（2）视野检查。

（3）视觉诱发电位。

（四）诊断及鉴别诊断

有视力减退、视野缺损者诊断不难，但应明确病因。

1.视力减退或丧失

（1）颅脑损伤：当颅底骨折经过蝶骨骨突或骨折片损伤颈内动脉时，可产生颈内动脉-海绵窦瘘，表现为头部或眶部连续性杂音、搏动性眼球突出、眼球运动受限和视力进行性减退等。根据有明确的外伤史，X 线片有颅底骨折及脑血管造影检查临床诊断不难。

（2）视神经脊髓炎：病前几天至 2 周可有上呼吸道感染史。可首先从眼部症状或脊髓症状开始，亦可两者同时发生，通常一眼首先受累，几小时至几周后，另一眼亦发病。视力减退一般发展很快，有中心暗点，偶尔发展为完全失明。眼的病变可以是视神经盘炎或球后视神经炎，如系前者会出现视盘水肿，如系后者则视盘正常。

脊髓炎症状出现在眼部症状之后，首先多为背痛或肩痛，放射至上臂或胸部，随即出现下肢和腹部感觉异常，进行性下肢无力和尿潴留。最初虽然腱反射减弱，但跖反射仍为双侧伸性。感觉丧失异常上或至中胸段。周围血液中白细胞增多，红细胞沉降率轻度增快。

（3）多发性硬化：多在 20～40 岁发病，临床表现多种多样，可以视力减退为首发，表现为单眼（有时双眼）视力减退。眼底检查可见视神经盘炎改变。小脑征、锥体束征和后索功能损害常见。深反射亢进、浅反射消失以及跖反射伸性。共济失调、构音障碍和意向性震颤三者同时出现时，即为夏科（Charcot）三联征。本病病程典型者缓解与复发交替发生。诱发电位、CT 或 MRI 可发现一些尚无临床表现的脱髓鞘病灶，脑脊液免疫球蛋白增高，蛋白质定量正常上限或稍高。

（4）视神经炎：可分为视盘炎与球后视神经炎两种。主要表现为急速视力减退或失明，眼球疼痛，视野中出现中心暗点，生理盲点扩大，瞳孔扩大，直接光反射消失，感光反应存在，多为单侧。视盘炎具有视盘改变，其边缘不清、色红、静脉充盈或迂曲，可有小片出血，视盘隆起显著。视盘炎极似视盘水肿，前者具有早期迅速视力减退、畏光、眼球疼痛、中心暗点及视盘高起小于屈光度等特点，易与后者鉴别。

（5）视神经萎缩：分为原发性与继发性。主要症状为视力减退，视盘颜色变苍白与瞳孔对光反射消失。原发性视神经萎缩为视神经、视交叉或视束因肿瘤、炎症、损伤、中毒、血管疾病等原因而阻断视觉传导所致。继发性视神经萎缩为视盘水肿、视盘炎与球后视神经炎造成。

（6）急性缺血性视神经病：是指视神经梗死所致的视力丧失，起病突然，视力减退常立即达到高峰。视力减退的程度决定于梗死的分布。眼底检查可有视盘水肿和视盘周围线状出血，常继发于红细胞增多症、偏头痛、胃肠道大出血后、脑动脉炎及糖尿病，更多的是高血压和动脉硬化。根据原发疾病及急剧视力减退临床诊断较易。

（7）慢性酒精中毒：视力减退呈亚急性，同时伴有酒精中毒症状，如言语不清、步态不稳及共济运动障碍，严重时可出现酒精中毒性精神障碍。

（8）颅内肿瘤（见视野缺损）。

2.视野缺损

（1）双颞侧偏盲：

①脑垂体瘤，早期垂体瘤常无视力视野障碍。如肿瘤长大，向上伸展压迫视交叉，则出现视野缺损，外上象限首先受影响，红视野最先表现出来。此时患者在路上行走时易碰撞路边行人或障碍物。以后病变增大、压迫较重，则白视野也受影响，渐至双颞侧偏盲。如果未及时治疗，视野缺损可再扩大，并且视力也有减退，以致全盲。垂体瘤除有视力视

野改变外，最常见的为内分泌症状，如生长激素细胞发生腺瘤，临床表现为肢端肥大症，如果发生在青春期前，可呈巨人症。如催乳素细胞发生腺瘤，在女性患者中可出现闭经、泌乳、不孕等。垂体瘤患者 X 线片多有蝶鞍扩大、鞍底破坏、头颅 CT 和 MRI 可见肿瘤生长，内分泌检查各种激素增高。

②颅咽管瘤，主要表现为儿童期生长发育迟缓、颅内压增高。当压迫视神经时出现视力视野障碍。由于肿瘤生长方向常不规律，压迫两侧视神经程度不同，故两侧视力减退程度多不相同。视野改变亦不一致，半数表现为双颞侧偏盲，早期肿瘤向上压迫视交叉可表现为双颞上象限盲。肿瘤发生于鞍上向下压迫者可表现为双颞下象限盲，肿瘤偏一侧者可表现为单眼颞侧偏盲。依据颅骨平片有颅内钙化，CT、MRI 检查，内分泌功能测定，临床多能明确诊断。

③鞍结节脑膜瘤，临床表现以视力减退与头痛较常见。视力障碍呈慢性进展。最先出现一侧视力下降或两侧不对称性视力下降，同时出现一侧或两颞侧视野缺损，之后发展为双颞侧偏盲，最后可致失明。眼底有原发性视神经萎缩的征象。晚期病例引起颅内压增高症状。CT 扫描，鞍结节脑膜瘤的典型征象是在鞍上区显示造影剂增强的团块影像，密度均匀一致。

（2）同向偏盲：

视束及视放射的损害可引起两眼对侧视野的同向偏盲。多见于内囊区梗死及出血，出现对侧同向偏盲，偏身感觉障碍，颞叶、顶叶肿瘤向内侧压迫视束及视放射而引起对侧同向偏盲。上述疾病多能根据临床表现及头颅 CT 检查明确诊断。

（五）治疗

应针对病因治疗，对于肿瘤、血管瘤、血管性病变可给予相应手术或伽马刀治疗；对于视神经炎急性期以促进炎症消退、抢救视力为主，可选用甲泼尼龙 500 mg 加 5%或 10% 葡萄糖液每日静脉滴注 1 次，共用 3~5 d，后继以泼尼松 10~20 mg，口服，1 次/天，另外辅以维生素 B_1、维生素 B_{12} 肌内注射，1 次/天。

三、动眼神经、滑车神经、外展神经损害

（一）病因

常见的病因：动眼神经、滑车神经与外展神经本身炎症，急性感染性多发性神经炎，继发于头面部急、慢性炎症而引起海绵窦血栓形成，眶上裂与眶尖综合征，颅内动脉瘤，颅内肿瘤，结核、真菌、梅毒与化脓性炎症引起的颅底脑膜炎，头部外伤，脑动脉硬化性血管病，糖尿病性眼肌麻痹等。

（二）病理

由于病因不同，其发病机制亦不同，如肿瘤的直接压迫所致，原发性炎症时，动眼神经、滑车神经与外展神经纤维呈脱髓鞘改变等。

（三）临床表现

1.动眼神经麻痹

表现为上睑下垂，眼球外斜，向上外、上内、下内、同侧方向运动障碍，瞳孔散大，对光反应及调节反应消失，头向健侧歪斜。完全性瘫痪多为周围性，而不完全性多为核性。

2.滑车神经麻痹

表现为眼球不能向下外方向运动，伴有复视，下楼时复视明显，致使下楼动作十分困难。头呈特殊位，呈下颏向下、头面向健侧的姿势。单独滑车神经损害少见。

3.外展神经麻痹

表现为眼内斜视，不能外展，并有复视。

4.动眼神经、滑车神经、外展神经合并麻痹

完全性眼肌麻痹，眼球完全不能运动，眼球固定，各方向运动不能，眼睑下垂，瞳孔扩大，对光反射和调节反射消失。

（四）诊断及鉴别诊断

1.动眼神经麻痹

（1）核性及束性麻痹：因动眼神经核在中脑占据的范围较大，故核性损害多引起不全麻痹，且多为两侧性，可见有神经梅毒及白喉等。束性损害多引起一侧动眼神经麻痹，表

现为同侧瞳孔扩大，调节功能丧失及睑下垂，眼球被外直肌及上斜肌拉向外侧并稍向下方。

1）脑干肿瘤：特征的临床表现为出现交叉性麻痹，即病变节段同侧的核及核下性脑神经损害及节段下对侧的锥体束征。脑神经症状因病变节段水平和范围不同而异。如中脑病变多表现为病变侧动眼神经麻痹；脑桥病变可表现为病变侧眼球外展及面神经麻痹，同侧面部感觉障碍以及听觉障碍。延髓病变可出现病变侧舌肌麻痹、咽喉麻痹、舌后 1/3 味觉消失等。脑干诱发电位，CT、MRI 检查可明确诊断。

2）脑干损伤：多有明确的外伤史，伤后长时间昏迷，且有眼球运动障碍等，诊断不难。

3）颅底骨折：颅脑外伤后可损伤颈内动脉，产生颈内动脉海绵窦瘘，出现眼球运动受限和视力减退，同时听诊可有头部或眶部连续性杂音，搏动性眼球突出。

（2）周围性麻痹：

1）颅底动脉瘤。当动眼神经麻痹单独出现时，常见于颅底动脉瘤而罕见于其他肿瘤。本病多见于青壮年，多有慢性头痛及蛛网膜下隙出血病史，亦可以单独的动眼神经麻痹出现。脑血管造影多能明确诊断。

2）颅内占位性病变。发生在颅脑损伤、颅内压增高及脑肿瘤晚期，一般皆表明已发生小脑幕切迹疝。表现为病侧瞳孔扩大及光反应消失，对侧肢体可出现瘫痪，继之对侧瞳孔也出现扩大，同时伴有意识障碍。根据病史及头颅 CT 检查多能明确诊断。

3）海绵窦血栓形成及窦内动脉瘤。可表现为海绵窦综合征，除动眼神经瘫痪外，还有三叉神经第一支损害，眶内软组织，上下眼睑、球结膜、额部、头皮及鼻根部充血水肿，眼球突出或视盘水肿，炎症所致者常伴有全身感染症状，结合眶部 X 线片、腰椎穿刺及血常规检查可明确诊断。

4）眶上裂与眶尖综合征。前者具有动眼、滑车、外展神经与三叉神经第一支功能障碍，后者除此 3 对脑神经损害外，常伴有视力障碍，结合眶部视神经孔 X 线片，血液化验、眶部 CT 等多能明确诊断。

5）脑膜炎。由脑膜炎引起的动眼神经损害多为双侧性，且多与滑车、外展神经同时受累。脑脊液检查细胞数、蛋白定量增高。

2.滑车神经麻痹

滑车神经麻痹很少单独出现，多与其他两对脑神经同时受累。滑车神经麻痹时，如不进行复视检查则不易识别。其鉴别诊断参见动眼神经麻痹。

3.外展神经麻痹

（1）脑桥出血及肿瘤：因与面神经在脑桥中关系密切，这两个神经的核性或束性麻痹常同时存在，表现为病侧外展神经及面神经的麻痹和对侧偏瘫，称为 Millard-Gubler 综合征。起病常较突然并迅速昏迷，双瞳孔针尖样改变。根据临床表现并结合 CT、MRI 检查诊断不难。

（2）岩尖综合征：急性中耳炎的岩骨尖部局限性炎症及岩骨尖脑膜瘤可引起外展神经麻痹，并伴有听力减退及三叉神经分布区的疼痛，称为 Gradenigo 氏征群；X 线摄片可发现该处骨质破坏或炎症性改变。结合病史及 CT 检查可确立诊断。

（3）鼻咽癌外展神经在颅底前部被侵犯的原因以鼻咽癌最多见，其次为海绵窦内动脉瘤及眶上裂区肿瘤。中年患者出现单独的外展神经麻痹或同时有海绵窦征群的其他表现时，应首先考虑鼻咽癌，常伴有鼻出血、鼻塞，可出现颈部淋巴结肿大，行鼻咽部检查、活检、颅底 X 线检查可确诊。

（五）治疗

应针对病因治疗。对于复视，可将病眼遮盖，或用三棱镜暂时纠正。如有面部疖、痈、眼眶脓肿、扁桃体脓肿等症状时应足量使用抗生素并及时手术引流。对于病毒引起或不明原因所致神经炎可合并使用抗生素、激素及 B 族维生素治疗。糖尿病引起的眼肌麻痹，应积极控制糖尿病。

四、面肌抽搐

（一）病因

可能是面神经通路上某些部位受到病理性刺激的结果，但目前尚难查明其确切的病因，因此亦称为原发性面肌抽搐。大部分患者可能是由于椎-基底动脉的动脉硬化性扩张或动脉瘤压迫，甚至是正常血管变异交叉成微血管襻而压迫面神经，有的是面神经炎后脱髓鞘变性以及脑桥小脑角肿瘤、炎症所致。

（二）临床表现

原发性面肌抽搐患者多数在中年以后起病，女性较多。病起时多为眼轮匝肌间歇性抽搐，逐渐缓慢地扩散至一侧面部的其他面肌，口角肌肉的抽搐最易引起注意，严重者甚至可累及同侧的颈阔肌。抽搐的程度轻重不等，可因疲倦、精神紧张、自主运动而加剧，但不能自行模仿或控制。入睡后抽搐停止，两侧面肌均有抽搐者少见，若有，往往一侧先于另一侧受累。少数患者于抽搐时伴有面部轻度疼痛，个别病例可伴有头痛、病侧耳鸣。神经系统检查除面部肌肉阵发性抽搐外，无其他阳性体征发现。少数病例于病程晚期可伴有患侧面肌轻度瘫痪。根据面肌抽搐的强度、Cohen 和 Albert 的强度分级，可将其分为 5 级。0 级：无痉挛；1 级：外部刺激引起瞬目增多；2 级：眼睑、面肌轻微颤动，无功能障碍；3 级：痉挛明显，有轻微功能障碍；4 级：严重痉挛和功能障碍。

（三）辅助检查

1.肌电图

显示抽搐的面肌有肌纤维震颤和肌束震颤波。

2.脑电图检查

正常。

3.头部 MRA 检查或 DSA 检查

部分患者可能发现椎动脉、基底动脉系统血管变异、动脉扩张等病变，造成对面神经的压迫。

（四）诊断

根据本病的临床特点为阵发性，一侧面肌抽搐而无其他神经系统阳性体征，故诊断并不困难。可行肌电图、脑电图、头部 MRA 检查或 DSA 检查以进一步明确。

（五）鉴别诊断

1.继发性面肌抽搐

脑桥小脑角肿瘤或炎症、脑桥肿瘤、脑干脑炎、延髓空洞症、运动神经元疾病、颅脑外伤均可出现面肌抽搐，但往往伴有其他脑神经或长束受损的表现。

2.癫痫

面肌局限性抽搐亦可能是部分性运动性癫痫，但其抽搐幅度较大，并往往累及同侧颈、上肢甚或偏侧肢体，或出现典型的按大脑皮质运动区顺序扩散的杰克逊（Jacksonian）癫痫发作，脑电图上可见癫痫波发放。仅局限于面部肌肉抽搐的癫痫极罕见。

3.癔症性眼睑痉挛

常见于中年以上女性患者，多系两侧性，仅仅局限于眼睑肌的痉挛，而颜面下部的面肌则并不累及。肌电图与脑电图均正常，在抽搐时肌电图上出现的肌收缩波与主动运动时所产生的一样。

4.习惯性面肌抽搐

常见于儿童及青壮年，为短暂的强迫性面肌运动，常为两侧性。肌电图与脑电图均正常，在抽搐时肌电图上出现的肌收缩波与主动运动时产生的一样。

5.三叉神经痛

原发性面肌抽搐发展至严重时，抽搐时间较久，亦可引起面部疼痛，但其疼痛程度没有三叉神经痛那样剧烈。

6.舞蹈病及手足徐动症

可有面肌的不自主抽动。但均为两侧性，且均伴有四肢类似的不自主运动。

（六）治疗

1.药物治疗

可选用各种镇静剂、地西泮、抗癫痫等药物，其中卡马西平、苯妥英钠、氯硝西泮，对某些患者可减轻症状。无效者可试用巴氯芬。

2.理疗

应用钙离子透入疗法，部分患者有一定疗效，可减轻症状，但不能根治。

3.神经阻滞术

在局部麻醉后，于患侧面部、面神经分支或颈乳突孔主干处，注射50%的乙醇0.5～1 mL，但有不同程度的面肌瘫痪。开始注射时剂量应小一些（0.3～0.4 mL），如立即发生面肌瘫痪即停止注射；如无瘫痪发生，而仍有抽搐，需半小时后才可重复注射，因为有时瘫痪较迟才出现。

4.局部注射肉毒杆菌毒素

A型肉毒杆菌毒素能抑制局部神经肌肉接头处的运动神经末梢突触前膜释放乙酰胆碱，使肌肉松弛、麻痹。采用多点注射，如颧弓、颊部、口角、眼睑、外眦处，每点注射0.1～0.2 mL（2.5～5 U），注射后3～4 d抽搐明显减少，1次多点注射其总量不应超过55 U，1个月内使用的总剂量不应超过200 U。疗效维护3～6个月，总有效率可达80 %以上。注射后部分患者可出现轻微的不良反应，如眼睑下垂或轻度闭合不全、流泪或眼干燥、口角轻垂、咀嚼乏力、食物滞留于注射侧颊部等。不良反应多在注射后半个月至1个月消失。复发者可以重复注射。此法目前国内已广泛使用。

5.手术疗法

（1）面神经主干或分支切断术：破坏面神经的传导功能，以瘫痪换取抽搐。因神经再生，在术后3～5个月面瘫恢复，但抽搐亦会复发，有些患者复发后其抽搐程度较轻，可以不必再行手术。

（2）微血管减压术：在患侧乳突后开一小骨窗，在手术显微镜下牵开小脑底部，到达脑桥脚，将该处扣压于面神经根部的血管用少量涤纶絮隔开即可。此手术现已被国内外神经外科医师广泛接受，为面肌痉挛手术治疗的首选方法。

（七）预后

本病为缓慢进展的疾病，一般均不会自然好转，如不给予治疗，部分病例于晚期患侧面肌瘫痪，抽搐停止。

第二节　脊神经疾病

一、急性感染性多发性神经根神经炎

（一）流行病学

急性感染性多发性神经根神经炎又称为吉兰-巴雷综合征，是一种特殊类型的多发性神经炎，多见于中青年。病变主要侵犯神经根、周围神经和脑神经，少数累及脊髓前角和脑干运动核。

（二）病因

病因未明，一般认为本病为自身免疫性疾病，细胞及体液免疫途径均参与发病；也有人认为与病原体感染有关。常见感染因子有巨细胞病毒、EB 病毒、肺炎支原体、空肠弯曲菌，其中空肠弯曲菌感染被认为是重要因素。

（三）病理

主要病理改变为周围神经中单核细胞浸润和阶段性脱髓鞘。病变部位在脊神经根（尤以前根为多见且明显）、神经节和周围神经，偶可累及脊髓。病理变化为水肿、充血、局部血管周围淋巴细胞浸润、神经纤维出现节段性脱髓鞘和轴突变性；本病也可有中枢神经系统病理改变，如在脑干的脑神经运动核、脊髓前角细胞有变性坏死，脑和脊髓白质小血管周围单核细胞浸润，脑实质甚至有出血、软化灶。

（四）临床表现

（1）病前 1～4 周有上呼吸道或消化道感染症状，少数有免疫接种史。

（2）急性、亚急性起病，迅速进展，半数在 2 周内达到高峰，以四肢对称性无力为首发症状，大多最初影响下肢，以近端为主，病程中逐渐远端重于近端，当呼吸肌受累时则有呼吸困难；疾病早期常会出现共济失调征，如震颤和动作笨拙。

（3）以主观感觉障碍多见，主诉肢体远端感觉异常，呈手套-袜子型分布，少数有口周麻木、刺痛，但客观感觉障碍较主观者少，即使有也多以关节位置觉、震动觉为主，少有浅感觉障碍，其中有患者感觉肌肉酸痛，可出现直腿抬高试验阳性。

（4）脑神经损害以双侧周围性面瘫多见，严重者出现延髓麻痹，少数出现动眼神经损害。

（5）自主神经功能障碍常见，可出现交感和副交感神经功能缺陷，而另一时间亢进，如出汗增多、皮肤潮红、手足肿胀、营养障碍，严重时有心动过速、直立性低血压等。

（6）四肢相对对称的迟缓性瘫痪，感觉体征轻微，四肢腱反射减弱或消失。

（五）辅助检查

1.脑脊液检查

蛋白含量增高而细胞数正常，即蛋白-细胞分离现象，蛋白质增高在起病数天开始持续升高，最高峰在发病后 4～6 周；脑脊液中可检测出髓鞘碱性蛋白-IgG 及寡克隆区带。

2.神经传导速度

早期肢体远端神经传导速度可正常，但 F 波潜伏期已延长，说明神经近端或神经根有损害。病情逐渐进展出现传导速度减慢，波幅可无明显改变，并可持续到疾病恢复之后。

3.肌电图

最初改变运动单位动作电位波幅降低，第 2～5 周出现失神经电位。

4.心电图

严重病例可出现心电图改变，以窦性心动过速、T 波改变最常见。

5.血液

中度多核细胞增加或核左移，红细胞沉降率可中度增快，IGG、IGA、IGM、IGE 可增加。

（六）诊断

（1）病前 1～4 周有感染史，少数患者病前可有免疫接种史。

（2）急性或亚急性起病，四肢相对对称性的迟缓性瘫痪，感觉症状轻微，可伴脑神经损害，以面神经损伤为多见。

（3）心肌受累时可出现心力衰竭。

（4）脑脊液可有蛋白细胞分离现象，病初蛋白含量可正常，发病后第 2 周起蛋白逐渐增高，至 4～6 周达最高峰。脑脊液中可出现寡克隆带和鞘内 IgG 合成增高。

（5）电生理检查提示神经传导速度减慢或阻滞。

（七）鉴别诊断

1.急性脊髓炎

有明显的横贯性感觉障碍平面，早期出现括约肌功能障碍。瘫痪肢体早期呈松弛性，随着病情好转瘫痪肢体肌张力逐步增高，腱反射亢进和出现病理反射。脑脊液蛋白和细胞数均有增高。

2.急性脊髓灰质炎

多见于小儿，起病时多有发热，有流行病学史。瘫痪肢体都呈不对称性，无感觉障碍；脑脊液检查细胞数和蛋白常增高；运动神经传导速度可正常，但波幅可减低。

3.周期性麻痹

四肢发作性瘫痪，无感觉障碍，发作时血清钾含量降低，心电图有低钾改变，补钾治疗后病情多数迅速好转，脑脊液无异常。该病病程较短，一般数小时至 1～2 d 完全恢复。有反复发作史。

4.其他多发性神经炎

起病较为隐袭，四肢末端有对称性的感觉及运动障碍，以感觉障碍更为突出。无脑神经障碍。多数病例能找到相关病因。

5.重症肌无力

病变多先侵犯眼部肌肉，亦可发生全身性肌无力，受累肌群于运动后无力加重，休息后有所改善，经抗胆碱酯酶类药物治疗症状好转。

6.肉毒中毒

可呈群体发病，有进食腐败的肉类、豆腐类、豆瓣酱病史。眼肌麻痹、吞咽困难及呼吸困难，常较肢体瘫痪重，感觉正常，脑脊液无改变。

（八）治疗

1.综合治疗与护理

保持呼吸道通畅，防止继发感染是治疗的关键。吞咽肌及呼吸肌受累时咳嗽无力，排痰不畅，必要时行气管切开术，呼吸机辅助呼吸；加强护理，多翻身，预防压疮、肺部感染及防止肢体畸形。面瘫者需保护角膜，防止溃疡。因本病可合并心肌炎，应密切观察心脏情况，补液量不宜过大。如有感染适当选用抗生素。

2.激素

应用有争议，可早期短时应用，疗程不宜过长，一般在 1 个月左右，急性严重病例可短期冲击治疗，氢化可的松 5～10 mg/（kg·d）或地塞米松 0.3～0.5 mg/（kg·d）。

3.丙种球蛋白

尽早大剂量应用，400 mg/（kg·d），静脉滴注，共 5 d。

4.血浆交换治疗

被认为是最有效的治疗措施，可明显缩短病程，但需专用设备，且价格昂贵。

5.适当应用神经营养药物

三磷腺苷 20 mg、辅酶 A 50 U、细胞色素 C 15 mg，每日 1～2 次，肌内注射或加入补液中静脉滴注。口服或肌内注射维生素 B 族药物，如维生素 B_1 或维生素 B_{12}。加兰他敏 5～10 mg，每日 1～2 次，肌内注射。

6.中药

以清热解毒、活血通络为主。可用虎杖 15 g，婆婆针 15 g，土大黄 15 g，丹参 15 g，银花藤 60 g，贯众 20 g，煎服，每日 1 帖。针灸上肢取穴手三里、合谷，配穴为肩井、肩髃、曲池。

下肢取穴肾俞、大肠俞、环跳，配穴为足三里、阳陵泉。隔日 1 次，10 次为 1 个疗程。一般以温针效果较好。

7.康复理疗

恢复期患者应尽早加强康复理疗，酌情选用按摩、四槽浴等。

（九）预后

本病虽较严重，但经过及时而正确的救治，一般预后仍较良好。急性期后，轻者多在数月至 1 年内完全恢复，或残留肢体力弱、指（趾）活动不灵、足下垂和肌萎缩等后遗症；重者可在数年内才逐渐恢复。病死率为 20%，多死于呼吸肌麻痹或合并延髓麻痹、肺部感染、心肌损害和循环衰竭等。

二、慢性感染性脱髓鞘性多发性神经根神经病

（一）流行病学

慢性感染性脱髓鞘性多发性神经根神经病又称为慢性吉兰-巴雷综合征。有的认为 AIDP 和 CIDP 是同一种疾病的两种变异。可发生在任何年龄，多见于青年、中年。

（二）病因

有关本症的机制尚不明了，可能与免疫有关，也有 CIDP 是多发性硬化在周围神经系统的表现之说。

（三）病理

双侧神经根和周围神经普遍受累。在周围神经上的血管周围有单核细胞浸润、水肿，神经有节段性脱髓鞘和复髓鞘，有慢性、肥厚性间质神经病变，但无炎症感染的特点。1/4 患者有神经轴索变性，脊髓后柱可有髓鞘脱失。

（四）临床表现

（1）发病前常无前驱感染史，发病隐潜，常难估算其确切的起病时间。

（2）以肌无力和感觉障碍为主。肌无力症状常是对称性的，主要呈肩、上臂和大腿无力，也可合并前臂、小腿、手和足无力。肌肉抽动和痉挛少见，肌萎缩程度较轻。感觉症状常表现有感觉丧失，不能辨别物体，不能完成协调动作，患者诉有麻木、刺痛，可有紧束、烧灼或疼痛感，与其他周围神经疾病相比疼痛症状较少。可有视觉减退、复视、面肌无力、面部麻木、吞咽困难等脑神经障碍。少数患者有 Hornner 综合征、原发性震颤、尿失禁和阳痿等。

（3）常可伴发其他疾病，如甲状腺功能亢进症、获得性免疫缺陷综合征、遗传性运动

和感觉神经病、中枢神经系统脱髓鞘病、慢性活动性肝炎、感染性肠道疾病、霍奇金病等。

（4）临床上可分为4种类型。①缓慢单相型；②复发型；③阶梯式进行型；④缓慢进展型。

（五）辅助检查

1.血液

常规的血和生化检查常无异常，少数患者有血清球蛋白增高。

2.脑脊液

蛋白质常增高，特别在复发期，蛋白质正常值范围在 0.8～2.5 g/L。脑脊液细胞常无异常。

3.神经传导和肌电图检查

运动传导速度一般较正常减低 60 %，肌肉动作电位的振幅也有下降，系由于运动单位减少所致。传入神经动作电位在尺神经、正中神经、腓肠神经常不能引出。

（六）诊断标准

1.必须包括标准（必须有下列特征）

①进行性肌无力（缓慢进行、阶梯性或复发）2 个月；②对称性上肢或下肢的近端和远端肌无力；③腱反射减低或消失。

2.必须排除标准（必须没有下列情况）

①纯感觉神经病，手或足残缺，色素性视网膜炎、银屑病，曾应用或接触可引起周围神经病的药物或毒品；②低血清胆固醇，卟啉症，空腹血糖＞7.5 mmol/L，低血清维生素 B_2，甲状腺功能减低，重金属中毒，脑脊液白细胞升高；③神经活检标本显示血管炎，神经纤维肿胀，髓鞘内空泡，淀粉样物质沉着等特征；④电诊断检查有神经肌肉传递缺陷、肌病或前角细胞疾病的特征。

3.主要实验室诊断标准

①神经活检标本有节段性脱髓鞘、复髓鞘、神经纤维丧失、葱球样形成和血管周围炎症等脱髓鞘病变的主要特征；②神经传导检查有传导速度变慢，至少 2 根运动神经的传导

速度低于正常的 70 %（受累神经必须排除系局部压迫所致）；③脑脊液蛋白质＞0.45 g/L。

4.诊断分类

（1）肯定：①必须包括标准；②必须排除标准；③具备 3 个实验室标准。

（2）可能：①必须包括标准；②必须排除标准；③具备 3 个实验室标准中的 2 个。

（3）可疑：①必须包括标准；②必须排除标准；③具备 3 个实验室标准中的 1 个。

（七）鉴别诊断

（1）CIDP 须与其他各种遗传性、代谢性、新生物、肿瘤和中毒性等疾病相鉴别。遗传性疾病一般有骨骼方面的异常。肥厚性间质性神经病是一种遗传性神经病，在无家族史时较难与 CIDP 鉴别，其突出的体征为周围神经增粗，按压肥厚的神经通常不引起疼痛或感觉异常。

（2）有很多疾病引起的多发性神经根神经病变可伴有脑脊液蛋白质增高，如糖尿病、尿毒症、肢端肥大症和肝性脑病，通过实验室检查可以区别。有的疾病可产生 CIDP 样综合征，如溃疡性结肠炎、局限性肠炎、肾小球性肾炎和红斑狼疮，需注意辨别。

（3）多发性神经根神经病变也可发生在淋巴细胞性白血病、淋巴瘤和霍奇金病、骨髓瘤、肉瘤和新生物性多发性神经根神经病。在诊断 CIDP 时，必须详细了解病史并做一系列实验室检查加以鉴别。

（八）治疗

1.皮质激素

首选药物，每天单剂泼尼松 1 mg/（kg·d）为宜，用 3～4 周后逐步递减为间日剂量，最后达到维持剂量，剂量宜逐步减少以防复发。如果患者症状恶化，可重复应用始剂量，缓解时亦宜低剂量维持。

2.免疫球蛋白

常用剂量为 0.4 g/（kg·d），用 5 d，其效果因人而异。

3.血浆交换疗法

该疗法有效率可达 80 %，在几天之内即可改善。但大部分患者在血浆交换停止后 7～

14 d 复发，往往需要延长血浆交换时间，并加用泼尼松和环磷酰胺。

4.免疫抑制药

硫唑嘌呤 2~3 mg/（kg·d）。开始时用 50 mg/d，每周递增 50 mg/d，至预定剂量。注意随访白细胞和血小板计数。也可用环磷酸胺 2 mg/（kg·d）或环胞素 A3~5 mg/（kg·d），分 2 次服。

（九）预后

患者无法工作者可占 8%，困于轮椅或床褥的亦可有 28%。最后大多死于并发症或其他疾病。

三、多发性神经病

（一）病因

（1）中毒包括药物（如碘胺药、异烟肼、呋喃西林类、胺磺酮、长春新碱等）、金属（如砷、汞、铋、铜、金、铅、锰等）、化学品（如一氧化碳、二氧化硫、硝基苯、三氯乙烯、有机磷等）。

（2）营养缺乏、代谢障碍、慢性酒精中毒、脚气病、糖尿病、血卟啉病、恶病质、尿毒症、胃切除后等。

（3）免疫性或血管性疾病、急性炎症性脱髓鞘性神经病、急性过敏性神经病、结缔组织病如红斑狼疮等。

（4）感染流感、腮腺炎、白喉、猩红热、菌痢、传染性单核细胞增多症等病毒或细菌性感染。

（5）遗传性运动、感觉性神经病等。

（二）病理

主要病理过程是轴突变性和节段性髓鞘脱失。轴突变性可原发于轴突或细胞体的损害，或胞体尚完好，而突起自末梢的近端发生变性，严重者远端产生类似 Wallerian 变性，轴突变性后可使运动终板变性及所支配的肌纤维发生萎缩。轴突变性也可继发髓鞘崩解，使髓鞘裂解为块状或球状体。节段性髓鞘脱失可见于吉兰-巴雷综合征、白喉、铅中毒等，其原发损害神经膜细胞使髓鞘呈节段性破坏，轴突常不受累，因此较少肌肉萎缩。但如有严重的节段性脱髓鞘，也可继发轴突变性而致肌肉萎缩。节段性髓鞘脱失可迅速恢复，使原先裸露的轴突恢复功能。

（三）临床表现

本病病程可有急性、亚急性、慢性、复发性，取决于病因。可发生在任何年龄。大部分患者症状在几周到几个月内发展。

1.感觉障碍

肢体远端感觉异常，如刺痛、蚁行感、灼热、触痛等感觉。客观检查时可发现有手套-袜子型的深、浅感觉障碍，病变区皮肤有触痛及肌肉压痛。

2.运动障碍

肢体远端对称性无力，其程度可自轻瘫以至全瘫，大多有垂腕、垂足的表现，肌张力减低。如果病程较久则可出现肌萎缩，上肢以骨间肌、蚓状肌、大鱼际肌、小鱼际肌为明显；下肢以胫前肌、腓骨肌为明显。

3.腱反射

常见减低或消失。

4.自主神经功能障碍

肢体末端皮肤菲薄、干燥、变冷、苍白或发冷，汗少或多汗，指（趾）甲粗糙、松脆。

（四）辅助检查

1.脑脊液

少数患者可见蛋白质增高。

2.血生化检查

检测血糖、血维生素 B_1 水平、尿素氮、肌酐、甲状腺功能等。

3.免疫检查

可做免疫球蛋白、类风湿因子、抗核抗体、抗磷脂抗体等检测，以及淋巴细胞转化试验和花环形成实验等。

4.神经电生理

如果仅有轻度轴突变性，则传导速度尚可正常。当有严重轴突变性及继发性髓鞘脱失时则传导速度变慢，肌电图则有去神经性改变。在节段性髓鞘脱失而轴突变性不显著时，则传导速度变慢，但肌电图可正常。

5.神经活检

如怀疑为遗传性的患者，可行腓肠神经活检。

（五）诊断

1.起病形式

可呈急性、亚急性或慢性。

2.感觉障碍

受累肢体远端针刺、蚁行、烧灼等感觉异常，通常从远端开始，两侧对称，典型者呈手套-袜子型感觉障碍。

3.运动障碍

对称性肢体远端肌力减退，肌张力降低，腱反射降低或消失，急性期后出现远端肌肉萎缩。腓肠肌可有压痛，行走时呈跨阈步态。

4.营养障碍

肢体远端皮肤发冷、光滑菲薄或干燥皱裂、指（趾）甲松脆、角化过度、出汗过多或无汗等。

5.辅助检查

①脑脊液：一般正常。如为脱髓鞘性病变，细胞数可稍增高或正常，蛋白可增高。②电生理检查：感觉、运动神经传导速度减慢，肌电图呈失神经改变。③周围神经活检：如怀疑为遗传性疾病，可行腓肠神经活检。

（六）鉴别诊断

1.红斑性肢痛症

以双下肢多见，表现为肢端剧痛，局部皮温增高、发红、多汗或轻度凹陷性水肿。发作时将患肢浸于冷水中疼痛可减轻或缓解，受热后血管扩张可使症状加重。

2.雷诺病

以双上肢多见，表现为双侧手指苍白、发凉、麻木、烧灼感，也可因继发性毛细血管扩张而呈青紫色。晚期可发绀、溃烂。寒冷时因血管收缩可使症状加重。

3.癔症性肢体麻木

常由精神因素发病，肢体麻木程度、持续时间长短不一，且有其他癔症症状。腱反射多活跃，套式感觉障碍范围常超过肘、膝关节，或边界变化不定。

（七）治疗

1.病因治疗

控制全身性疾病，纠正营养及代谢障碍。若为中毒所致，停止有害物接触，设法促进体内毒物排泄，并给予相应的解毒措施，停用一切可能导致神经病变的药物。

2.一般处理

注意保持患者肢体处于功能位置，加强肢体被动运动，以防止肌肉挛缩和畸形。肢体疼痛者可用止痛药。

3.药物治疗

（1）激素：急性期可用地塞米松 0.75 mg，每日 1 次，口服；或泼尼松 15～30 mg，每日 1 次，顿服。

（2）维生素类药物：维生素 B_1 100 mg 或呋喃硫胺 20 mg，每日 1 次，肌内注射。维生素 B_{12} 0.5～1 mg，每日 1 次，肌内注射。烟酸 50～100 mg，每日 1 次，肌内注射；或 100 mg，每日 3 次，口服。

（3）金属中毒者可选用络合剂：5％二巯基丙磺酸钠 5 mL，肌内注射，急性中毒第一天 3～4 次，第二天 2～3 次，以后每日 1 次，7 d 为 1 个疗程；慢性中毒每日 1 次，用药 3 d、停药 4 d，可用 5～7 个疗程。也可用二巯丁二钠（DMS）1 g 加注射用水或生理盐水 20 mL，每日 1 次，缓慢静脉注射，一般 7 d 为 1 个疗程。

（4）改善微循环：地巴唑 10 mg，每日 3 次，口服；加兰他敏 5 mg，每日 1～2 次，肌内注射。

（5）其他：理疗法或针灸。疼痛严重者用普鲁卡因离子透入。恢复期及早行体疗。

（八）预后

大多数患者可以好转和恢复。

四、良性流行性神经肌无力

（一）流行病学

世界各地均有流行，青年妇女发病率较高，但任何年龄均可患病，最多在女职工高度集中的医院及工厂内流行，散发病例少见。

（二）病因

本病的病因和传播方式尚未明了，似乎是通过人的接触传染。至今仍未发现病原体，亦无证据说明食物和饮水是本病的致病源。疲劳、寒冷和经期等可能为诱致复发的因素。

（三）病理

病理不明。

（四）临床表现

1.临床症状

症状多种多样，且多变化。潜伏期可能为1周。大多数病例在病前1～2周常有轻度上呼吸道感染和胃肠道症状，包括喉痛、咳嗽、恶心、呕吐和腹泻等；可伴有低热及颈后淋巴结肿大，个别病例可有寒战和高热。

2.神经系统

头痛缠绵持久，用一般镇痛药不能解除。四肢、颈、背等处肌肉的疼痛和压痛是本病的突出症状，疼痛是短暂和游走性的。患肢无力，但不存在真正的瘫痪。个别患者弛缓性瘫痪虽极严重，但腱反射仍保存，且极少出现阳性划足底征。患者感觉周身疲惫无力，随意动作迟缓。少数患者在康复期中动作呈弹跳性，而出现锥体外系病变样的各种不随意动作。有的患者动作迟缓和动作过度交替出现。个别病例可出现脊髓横贯性病变及膀胱括约肌功能障碍的症状。皮肤感觉过敏或感觉异常可突出，但往往不按照周围神经或神经根的分布，感觉丧失甚轻微。颅面部及鼻咽部的灼痛常于早期出现，其他脑神经均可受累，尤以听觉和前庭功能障碍最多见。

3.精神症状

轻者仅表现为神经症，重者则形成重型精神症。患者多愁善感，轻微的外界压力或精神刺激就可引起焦虑、猜疑、恐惧、抑郁或癔症样发作。思维能力、记忆力和计算力等都可减退，注意力不能集中，夜间常失眠或多梦，日间言语增多或减少。

（五）辅助检查

（1）红细胞沉降率可正常或稍增高。

（2）脑脊液大多正常，偶见淋巴细胞增多和轻度蛋白质增高。

（3）电生理示阵发性正相尖波的动作电位发放，间歇期正常。

（4）病原学检查阴性。

（六）诊断及鉴别诊断

（1）在女职工高度集中的团体中呈暴发性流行，青年妇女的发病率高。

（2）症状繁多，主诉多而客观体征少。

（3）脑脊液大多正常，偶见淋巴细胞增多和轻度蛋白质增高，红细胞沉降率可正常或稍增高。病毒学和细菌学的检查均正常，故不难与脊髓灰质炎鉴别。肌电图检查发现阵发性正相尖波的动作电位发放。

（七）治疗

本病病因不明，故尚无特效疗法。以对症疗法为主，卧床休息可能有助于症状的缓解。应避免受冻、潮湿、环境压力和精神刺激，多给患者精神上的鼓励，以解除不必要的顾虑，有计划活动可促进症状的缓解和减少复发。

（八）预后

病程呈弛缓性，一次得病后可有多次复发和缓解，但预后良好，最后几乎痊愈，仅个别病例复发的症状可持续数月至数年，而于起病数年后仍残留神经征象或肌肉萎缩。

第二章　脑血管疾病

第一节　脑梗死

脑梗死又称为缺血性脑卒中，是指各种原因造成的脑动脉血管堵塞，导致该血管支配区域的脑组织因缺血、缺氧而发生坏死，并产生相应神经功能缺失的症状和体征。脑梗死约占全部急性脑血管病的70%左右。目前最常用的TOAST缺血性卒中分型依据病因将脑梗死分为大动脉粥样硬化型、心源性栓塞型、小动脉闭塞型、其他病因型和不明病因型。其中大动脉粥样硬化型依据发病机制又可分为载体动脉斑块或血栓堵塞穿支动脉、动脉至动脉栓塞、低灌注/栓子清除能力下降以及混合机制。对脑梗死根据病因和发病机制进行分型有利于指导治疗和制定二级预防的措施。

一、诊断标准

（一）临床表现

脑梗死患者多为中老年人，常有脑梗死的危险因素，如高血压、糖尿病、冠心病、心房纤颤、脂代谢紊乱等。多在安静睡眠状态下发病，心源性栓塞可在活动中发病，部分患者脑梗死前有短暂性脑缺血（TIA）发作。临床表现取决于梗死灶的部位和大小。不同部位脑梗死的临床表现如下。

1.颈内动脉血栓形成

颈内动脉闭塞后如果侧支循环良好，可以无任何症状。如果栓子致颈内动脉急性闭塞且侧支循环不佳，可发生颈内动脉供血区大面积梗死。临床表现可有对侧偏瘫、偏身感觉障碍、双眼对侧同向性偏盲；优势半球梗死可出现失语，非优势半球受累可有体象障碍。眼动脉受累时，可出现单眼一过性失明或黑蒙。

2.大脑中动脉血栓形成

大脑中动脉主干闭塞后可出现对侧偏瘫、偏身感觉障碍和同向性偏盲；优势半球受累可出现失语，非优势半球受累可有体象障碍；可伴有双眼向病灶侧凝视。深穿支闭塞表现为对侧肢体、面、舌较均等的偏瘫，以及对侧偏身感觉障碍、同向性偏盲。

3.大脑前动脉血栓形成

大脑前动脉 A_1 段以远闭塞时，出现对侧下肢为主的偏瘫，可伴有尿失禁及对侧强握反射。深穿支闭塞时，出现对侧面舌瘫及上肢轻瘫。

4.大脑后动脉血栓形成

大脑后动脉主干闭塞表现为对侧偏瘫、偏盲及偏身感觉障碍，丘脑综合征，记忆力损害，优势半球受累可出现失读。双侧大脑后动脉闭塞，表现为双眼全盲，但对光反射存在，可伴有幻视。深穿支受累可出现丘脑综合征（对侧偏身感觉障碍、丘脑痛、共济失调、舞蹈-手足徐动）、红核丘脑综合征（对侧偏身感觉障碍、小脑性共济失调、意向性震颤等）、Weber 综合征（同侧动眼神经麻痹、对侧偏瘫）等。

5.椎动脉血栓形成

小脑后下动脉或椎动脉供应延髓外侧的分支闭塞可引起延髓背外侧综合征，表现为眩晕、眼球震颤、声音嘶哑、吞咽困难、饮水呛咳、小脑性共济失调、交叉性感觉障碍、病灶同侧 Horner 征。

6.基底动脉血栓形成

基底动脉主干闭塞，表现为眩晕、恶心、眼球震颤、复视、构音障碍、吞咽困难及共济失调，病情可迅速进展，出现四肢瘫、昏迷、应激性溃疡、中枢性高热，易导致死亡。基底动脉的分支闭塞可引起一些临床综合征，常见的有 Millard-Gubler 综合征（病灶侧面神经和展神经麻痹，对侧偏瘫）、Foville 综合征（双眼向病灶对侧凝视，病灶侧面神经和展神经麻痹，对侧偏瘫）、闭锁综合征（四肢瘫、双侧面瘫、延髓性麻痹，仅能通过睁闭眼或眼球垂直运动表达意愿，但意识清楚）等。

（二）辅助检查

1.血液化验

血液化验包括血常规、血糖、血脂、同型半胱氨酸等，用于筛查脑血管病的危险因素。

2.头颅 CT

用于发病早期与脑出血相鉴别，并可在早期发现一些脑梗死的早期表现，如大脑中动脉高密度征、岛叶及豆状核区灰白质分界不清、脑沟消失等。

3.头颅 MRI

较 CT 发现脑干、小脑及小灶梗死有优势，可在脑梗死发病数小时后即显示长 T_1、长 T_2 梗死灶，DWI（弥散加权成像）对于显示早期、新鲜梗死灶尤其有优势。MRA 可显示颅内外大动脉狭窄或闭塞，但有一定的假阳性率，而且对小血管显影不佳。

4.脑血管造影

是诊断颅内外血管狭窄的金标准，可清楚显示颅内外血管病变，但为有创性检查。

5.经颅多普勒、颈部血管超声及超声心动图、心电图

经颅多普勒可判断血管狭窄的部位、程度、血流代偿情况，监测微栓子。颈部血管超声可发现不稳定斑块。超声心动图、心电图用于怀疑伴有心脏瓣膜病、心房颤动等的脑梗死患者。

二、治疗原则

如符合溶栓的适应证且无禁忌证，应行溶栓治疗，尽早恢复缺血区的血液供应。应根据患者缺血性卒中的类型、病情严重程度和基础疾病选择个体化的治疗方案。对可改变的卒中危险因素及时进行干预治疗。应由多科医师、护士和治疗师共同参与，组成卒中单元，实施治疗、护理及早期康复治疗，提高治疗效果、改善患者预后。具体治疗方案如下。

（一）一般治疗

1.急性期的一般治疗

保持呼吸道通畅，注意肢体良肢位摆放，病情稳定后及时行肢体康复治疗预防压疮、下肢静脉血栓形成、肺栓塞等。吞咽困难患者应尽早行吞咽功能评价，如有误吸风险，及

时下鼻饲管，预防呼吸道感染、窒息发生。

2.调整血压

准备溶栓的患者，血压应控制在收缩压＜180 mmHg、舒张压＜100 mmHg；脑梗死24 h内慎用降压药，应先处理颅内压增高、紧张、疼痛、焦虑、二便潴留等可能继发血压升高的因素。血压持续升高收缩压≥200 mmHg或舒张压≥110 mmHg，或严重的心功能不全、高血压脑病、主动脉夹层，可予降压治疗；卒中24 h后，参考患者既往血压，可慎用降压药物，并严密观察血压变化。

3.控制血糖

患者血糖超过11.1 mmol/L时，应给予胰岛素治疗。

4.降颅压治疗

大面积脑梗死常继发脑水肿和颅内压增高，应给予降颅压治疗。常用的降颅压药物有甘露醇、甘油果糖和呋塞米、白蛋白。

5.上消化道出血

多由于胃、十二指肠应激性出血溃疡所致，处理方法包括应用抑酸药物、止血等。如出血量大，出现出血性休克，应输血治疗。顽固性大量出血，可胃镜下电凝止血。

6.深静脉血栓（DVT）形成和肺栓塞

瘫痪严重、年老及心房纤颤者发生DVT的风险较高，预防措施包括鼓励患者尽早活动、抬高下肢、尽早康复治疗、避免患侧下肢输液等。

（二）特殊治疗

1.溶栓治疗

（1）rt-PA静脉溶栓的适应证：

1）年龄18～80岁。

2）发病4.5 h以内（尿激酶溶栓时间窗可在发病6 h以内），对于基底动脉血栓形成患者溶栓治疗的时间窗和适应证可适当放宽。

3）脑功能损害的体征持续存在1 h以上，且比较严重。

4）脑 CT 已排除颅内出血，且无早期大面积脑梗死影像学改变。

（2）静脉溶栓的禁忌证：

1）既往有颅内出血；近 3 个月有头颅外伤史；近 3 周内有胃肠或泌尿系统出血；近 2 周内进行过大的外科手术；近 1 周内有不易压迫止血部位的动脉穿刺。

2）近 3 个月内有脑梗死或心肌梗死史，但不包括陈旧的无症状性小腔隙梗死。

3）体检发现有活动性出血或外伤的证据。

4）已口服抗凝药，且 INR＞1.5 或 48h 内接受过肝素治疗（APTT 超出正常范围）。

5）血小板低于 $100×10^9$/L，血糖＜2.7 mmol/L。

6）收缩压＞180 mmHg 或舒张压＞100 mmHg。

7）妊娠。

溶栓药物使用方法：rt-PA 剂量为 0.9 mg/kg（最大剂量为 90 mg）静脉滴注，其中 10% 在最初 1min 内静脉推注，其余持续滴注 1h；尿激酶 100 万～150 万 IU，溶于生理盐水 100～200 mL 中，持续静脉滴注 30min；用药 24h 内应严密监测患者。

2.抗血小板聚集治疗

不符合溶栓适应证且无禁忌证的缺血性脑卒中患者应在发病后及时给予口服阿司匹林 150～300 mg/d。急性期后可改为预防剂量 50～150 mg/d。需注意：溶栓治疗 24h 内不能使用抗血小板药物。有不能耐受阿司匹林的患者，可以采用氯吡格雷 75 mg/d。

3.降纤治疗

对不适合溶栓的脑梗死患者，有高纤维蛋白血症者，可选用降纤治疗。常用的药物包括巴曲酶、降纤酶等。

4.扩容治疗

对于低血压或低血流灌注所致的急性脑梗死如分水岭梗死可考虑扩容治疗，但应注意可能加重脑水肿、心力衰竭等。

5.神经保护剂

理论上神经保护剂可保护脑细胞，提高对缺血缺氧的耐受性。但其疗效未得到临床试验证实。

6.其他药物治疗

临床上可选用胞磷胆碱、依达拉奉、丁基苯酞、人尿激肽原酶等药物。

7.中医中药

中成药在我国广泛运用于治疗缺血性脑卒中，值得开展更多高质量临床研究进一步证实疗效。

8.外科或介入治疗

对大脑和小脑半球的大面积脑梗死，可施行开颅减压术和部分脑组织切除术。颈动脉狭窄超过 70 %的患者可考虑颈动脉内膜切除术或血管成形术治疗。

9.康复治疗

患者病情稳定后应尽早康复治疗。康复治疗在急性期主要是抑制异常的原始反射活动，重建正常运动模式。除此之外脑梗死继发的语言、认知、心理障碍也应行康复治疗。

第二节　脑出血

一、流行病学

脑出血常发生于 50～70 岁，男性略多见，冬、春季发病较多。多有高血压病史。通常在活动和情绪激动时发生，

二、病因与发病机制

高血压和动脉硬化是脑出血的主要因素，还可由先天性脑动脉瘤、脑血管畸形、脑瘤、血液病、感染、药物、外伤及中毒等所致。

其发病机制可能与下列因素有关：①脑内小动脉的病变。表现脑内小动脉分叉处或其附近中层退变、平滑肌细胞不规则性萎缩以至消失，或分节段、呈虫蚀样。脑出血患者，脑内小动脉及微动脉如豆纹动脉的中段及远段其病变比其他脏器（如肾脏等）的相应血管

更严重和弥散，且易于被脂肪浸润，形成脂肪玻璃变性。②微小动脉瘤。绝大多数微小动脉瘤位于大动脉的第一分支上，呈囊状或棱形，好发于大脑半球深部（如壳核、丘脑、尾状核），其次为脑皮质及皮质下白质，中脑、脑桥及小脑皮质下白质中亦可见。

三、病理变化

脑出血一般单发，也可多发或复发，出血灶大小不等。较大新鲜出血灶，其中心是血液或血凝块（坏死层），周围是坏死脑组织，并含有点、片状出血（出血层），再外周为明显水肿、瘀血的脑组织（海绵层）并形成占位效应。如血肿较大而又发生在大脑半球深部，可使整个半球严重肿胀，对侧半球严重受挤，整个小脑幕上的脑血流量明显下降，此种继发性脑缺血又加重了脑水肿。脑室系统亦同时受挤、变形及向对侧移位，再加上部分血肿破入脑室，使已经移位变小的脑室内灌入了血液并形成血凝块，造成脑室系统的脑脊液循环严重梗阻，这些继发的梗阻性单、双侧脑积水或积血，又加重了脑水肿的过程。血肿亦可向附近皮质表面、外侧裂或小脑表面穿破，血液进入蛛网膜下隙造成脑沟、脑池及上矢状窦蛛网膜颗粒阻塞，形成继发性脑脊液回吸障碍，间接增加了脑水肿，减少了脑血循环量，严重的幕上脑出血多伴发患侧半球的大脑镰下扣带回疝以及钩回疝（小脑幕切迹疝），又继发造成了脑干扭曲、水肿及出血等。

恢复期：血肿和被破坏的脑组织逐渐被吸收，小者形成胶质瘢痕，大者形成一中间含有黄色液体的囊腔。

四、临床表现

1.全脑症状

（1）意识障碍：轻者躁动不安、意识模糊不清，严重者多在半小时内进入昏迷状态，眼球固定于正中位，面色潮红或苍白，鼾声大作，大汗、尿失禁或尿潴留等。

（2）头痛与呕吐：神志清或轻度意识障碍者可诉头痛，亦可见向病灶侧强迫性头位。呕吐多见，多为喷射性，呕吐物为胃内容物，大多数为咖啡色，呃逆也多见。

（3）去大脑性强直与抽搐：如出血量大，破入脑室和影响脑干上部动能时，可出现阵发性去皮质性强直发作或去脑强直性发作。少数患者可出现全身性或部分性痉挛性癫痫发作。

（4）呼吸与血压：患者一般呼吸较快，病情重者呼吸深而慢，病情恶化时转为快而不规则，或呈潮式呼吸、叹息样呼吸、双吸气等。出血早期血压多突然升高，可达 200/120 mmHg（26.7/16 kPa）以上。血压高低不稳和逐渐下降是循环中枢功能衰竭征象。

（5）体温：出血后即刻出现高热，系丘脑下部体温调节中枢受到出血损害征象；若早期体温正常，而后体温逐渐升高并呈现弛张型者，多合并感染（以肺部为主）。始终低热者为出血后的吸收热。脑桥出血和脑室出血均可导致高热。

（6）瞳孔与眼底：早期双侧瞳孔可时大时小，若病灶侧瞳孔散大，对光反应迟钝或消失，是小脑幕切迹疝形成的征象；若双侧瞳孔均逐渐散大，对光反应消失，是双侧小脑幕切迹全疝或深昏迷的征象；若两侧瞳孔缩小或呈针尖样，则提示脑桥出血。

眼底多数可见动脉硬化征象和视网膜斑片出血，静脉血管扩张。若早期无视盘水肿，而后才逐渐出现者，应考虑脑内局灶性血肿形成或瘤卒中的可能。

（7）脑膜刺激征：见于脑出血已破入脑室或脑蛛网膜下隙时。如有颈僵直或强迫头位而 Kernig 征不明显时，应考虑颅内高压引起枕骨大孔疝的可能。

2.局限性神经症状

与出血的部位、出血量和出血灶的多少有关。

（1）大脑基底节区出血：病灶对侧出现不同程度的偏瘫、偏身感觉障碍和偏盲，病理反射阳性。双眼球常偏向病灶侧。主侧大脑半球出血者尚可有失语、失用等症状。

（2）脑叶性出血：大脑半球皮质下白质内出血。多为病灶对侧单瘫或轻偏瘫，或为局部肢体抽搐和感觉障碍。

（3）脑室出血：多数昏迷较深，常伴强直性抽搐，可分为继发性和原发性两类。前者多见于脑出血破入脑室系统所致；后者少见，为脑室壁内血管自身破裂出血引起。脑室出血本身无局限性神经症状，仅三脑室出血影响丘脑时，可见双眼球向下方凝视，临床诊断较为困难，多依靠头颅 CT 检查确诊。

（4）脑桥出血：视出血部位和波及范围而出现相应症状。常见出血侧周围性面瘫和对侧肢体瘫痪（Millard-Gubler 综合征）。若出血波及两侧时出现双侧周围性面瘫和四肢瘫，少数可呈去大脑强直。两侧瞳孔可呈针尖样，两眼球向病灶对侧偏视，体温升高。

（5）小脑出血：一侧或两侧后部疼痛，眩晕，视物不清，恶心呕吐，步态不稳，如无昏迷者可检出眼球震颤、共济失调、周围性面瘫、锥体束征以及颈项强直等。如脑干受压可伴有去大脑强直发作。

3.并发症

（1）消化道出血：轻症或早期患者可出现呃逆，随后呕吐胃内容物；重者可大量呕吐咖啡样液体及柏油样便。原因多为丘脑下部自主神经中枢受损，引起胃部血管舒缩功能紊乱、血管扩张、血液缓慢及淤滞而导致消化道黏膜糜烂坏死所致。

（2）脑-心综合征：发生类似急性心肌梗死或心肌缺血、冠状动脉供血不足、心律失常等临床表现。多与额叶眶面、丘脑下部、中脑网状结构损害、交感神经兴奋性增高及血中儿茶酚胺增多有关。

（3）呼吸道不畅与肺炎：患者因昏迷、口腔及呼吸道分泌物不能排出，易发生呼吸道通气不畅、缺氧，甚至窒息，也易并发肺炎等。少数患者亦可发生神经性肺水肿。

（4）尿路感染：长期卧床、留置尿管等均可导致尿路感染。

五、辅助检查

1.血白细胞计数

多数病例白细胞在 $12×10^9$/L 以上。

2.脑脊液检查

颅内压力多数增高，若流入脑室或蛛网膜下隙，脑脊液呈血性。但有 25 % 的局限性脑出血脑脊液外观也可正常。腰穿易导致脑疝或使病情加重，故须慎重考虑。

3.脑电图检查

大多数患者血肿区有局灶性慢波，颅内压增高者可出现弥散性慢波。

4.心电图检查

部分病例可有心律失常、心肌缺血、心肌梗死、传导阻滞等症状。

5.CT/MRI

可显示出血部位、血肿大小和形状、脑室有无移位受压和积血、出血性周围脑组织水肿等。CT 检查显示出血灶为均匀一致的高密度影。MRI 检查 T_1 加权像为略低或等信号，T_2 加权像呈明显的低信号。

6.脑血管造影

可见大脑前动脉向对侧移位，大脑中动脉和侧裂点向外移位，豆纹动脉向下移位。

7.脑部 B 超检查

大脑半球出血量多者有中线结构向对侧移位，可用以床边监护血肿发展情况。

8.其他

部分患者可出现暂时性尿糖和蛋白尿。

六、诊断

（1）大多数发生在 50 岁以上的高血压病患者。也可见于脑血管畸形、脑瘤和出血性疾病等，并有相应的病史、症状、体征和实验室检查改变。

（2）常在情绪激动或体力活动时突然发病。

（3）病情进展迅速，出现头痛、呕吐和意识障碍。症状因出血部位不同而异。以基底节区出血所致的偏瘫、偏身感觉障碍和失语为最多见。

（4）脑脊液压力增高，多数为血性，可见各型巨噬细胞。

（5）头颅 CT 扫描可确诊。

七、治疗

1.急性期

（1）内科治疗。

1）一般治疗：安静卧床，床头抬高，保持患者呼吸道通畅，定时翻身，拍背，防止肺炎、压疮。对烦躁不安或癫痫者，应用镇静、止痉和止痛药。用冰帽或冰水以降低脑部温度，降低颅内新陈代谢，有利于减轻脑水肿及颅内高压。

2）调整血压：血压升高者，可肌内注射利舍平 1 mg，必要时可重复应用，如清醒或鼻饲者可口服复方降压片 1～2 片，2～3 次/天，血压维持在 150～160/90～100 mmHg（20.0～21.3/12.0～13.3 kPa）为宜。如血压过低（80/60 mmHg 以下时），应及时找出原因，如酸中毒、失水、消化道出血、心源性或感染性休克等，及时纠正，并选用多巴胺、间羟胺等升压药物及时升高血压。必要时可输新鲜血，但不宜在短时间内把血压降得过快、过多，以免影响脑循环。

3）降低颅内压：脑出血后且有脑水肿患者，其中 2/3 发生颅内压增高，使脑静脉回流受阻，脑动脉阻力增加，脑血流量减少，使脑组织缺血、缺氧继续恶化而导致脑疝形成或脑干功能严重受损。因此，积极降低颅内压，阻断上述病理过程极为重要，可选用下列药物。脱水药：20 %甘露醇或 25 %山梨醇 250 mL 于 30 min 内静脉滴注完毕，依照病情每 6～8 小时 1 次，7～15 d 为 1 个疗程。利尿药：呋塞米 40～60 mg 溶于 50%葡萄糖液 20～40 mL 静脉注射；也可用利尿酸钠 25 mg 静脉注射；每 6～8 小时 1 次，最好与脱水药在同一天内定时交错使用，以防止脱水药停用后的"反跳"现象，使颅内压又有增高。也可用 10 %甘油溶液 250～500 mL 静脉滴注，1～2 次/天，5～10 d 为 1 个疗程。激素应权衡利弊，酌情应用，且以急性期内短期应用为宜，地塞米松为首选药，其特点是钠、水潴留作用甚微，脱水作用温和而持久，一般没有"反跳"现象，每日可用 20～60 mg，分 2～4 次静脉注射。

4）注意热量补充及维持水电解质和酸碱平衡。昏迷患者、消化道出血或严重呕吐患者可先禁食 1～3 d，并从静脉内补充营养和水分，每日总输液量以 1 500～2 500 mL 为宜，每日补充钾盐 3～4 g，应经常检查电解质及血气分析，以便采取针对性治疗。如无消化道出血或呕吐者可酌情早期开始鼻饲疗法，同时减少输液。必要时可输全血或血浆及白蛋白等胶体液。

5）防治并发症：保持呼吸道通畅，防止吸入性肺炎或窒息，必要时给氧并吸痰，注意定时翻身、拍背，如呼吸道分泌物过多影响呼吸时应行气管切开术。如有呼吸道感染时，及时使用抗生素。防止压疮和尿路感染。尿潴留者可导尿或留置导尿管，并用 1∶5 000 呋喃西林液 500 mL 冲洗膀胱，每日 2 次。呃逆者可一次肌内注射甲氧氯普胺 2 mg，或用筷子或压舌板直接压迫咽后壁 30～50 s 可见效。如有消化道出血时，可早期下胃管引流胃内容物，灌入止血药物，亦可用冰盐水 500 mL 加入去甲肾上腺素 8～16 mg 注入胃内，也可使用西咪替丁 0.4～0.6 g 静脉滴注，每日 1 次，或选用其他抗纤溶止血药等。

（2）手术治疗：进行开颅清除血肿术或行血肿穿刺疗法，目的在于消除血肿，解除脑组织受压，有效降低颅内压，改善脑血液循环以挽救患者生命，并有助于神经功能的恢复。如有手术适应证应尽早进行。对于丘脑、脑干出血者，高龄体质差，多器官功能衰竭，脑疝晚期，高热，严重消化道出血以及血压过低，呼吸及循环衰竭者均属禁忌。手术治疗中，以血肿穿刺疗法简便易行。在头颅 CT 片指引下，选择出血层最大部位为穿刺点，头皮局部麻醉后，用颅钻钻孔，再接血肿穿刺针刺入血肿内，用注射器缓慢抽吸，若因凝血一次抽不完者，可向血肿腔内注射尿激酶，使血块溶解后 6～12 h 再行抽吸，直到将血肿基本排空为止。

2.恢复期

治疗的主要目的为促进瘫痪肢体和语言障碍的功能。恢复、改善脑功能，减少后遗症以及预防复发。

（1）防止血压过高和情绪激动，避免再次出血。生活要有规律，饮食要适度，大便不宜干结。

（2）功能锻炼：轻度脑出血或重症者病情好转后，应及时进行瘫痪肢体的被动活动和按摩，每日 2～3 次，每次 15 min 左右，活动量应由小到大，由卧床活动，逐步坐起、站立及扶持行走。对语言障碍，要练习发音及讲话。当肌力恢复到一定程度时，可进行生活功能及职业功能的练习，以逐步恢复生活能力及劳动能力。

（3）药物治疗：可选用促进神经代谢药物，如吡拉西坦、胞磷胆碱、脑活素、γ-氨酪酸、辅酶 Q_{10}、B 族维生素、维生素 E 及扩张血管药物等。也可选用活血化瘀、益气通络、滋补肝肾、化痰开窍等中药方剂。

（4）理疗、体疗及针灸等。

八、预后

预后不良的影响因素：①血肿较大，严重脑组织破坏，且引起持续颅内压增高者，预后不良；血肿破入脑室者其预后更严重。②意识障碍明显者。③并发上消化道出血者。④瞳孔一侧散大者（脑疝形成者）。⑤高热。⑥70岁以上高龄者。⑦并发呼吸道感染者。⑧复发出血。⑨血压过高或过低。⑩心功能不全。出血量较少且部位较浅者，一般1周后血肿开始自然溶解，血块逐渐被吸收，脑水肿和颅内压增高现象逐渐减轻，患者意识也逐渐清醒，最终少数患者康复较好，多数患者则遗留不同程度的偏瘫和失语等。

第三节　蛛网膜下隙出血

一、流行病学

80%的发病年龄在30～69岁，但任何年龄均可发病。1/3的患者发病时是正在从事某一特殊活动，如举重、弯腰、运动、大小便等。

二、病因与发病机制

凡能引起脑出血的病因也能引起本病，但以颅内动脉瘤、动静脉畸形、高血压动脉硬化症、脑底异常血管网和血液病等常见。血管畸形破裂多见于青少年，囊状动脉瘤破裂多见于中年，动脉粥样硬化出血多见于老年。

蛛网膜下隙出血多在情绪激动或过度用力时发病。动脉瘤好发于脑底动脉环的大动，脉分支处，以该环的前半部较多见。动静脉畸形多位于大脑半球大脑中动脉分布区。当血管破裂血流入脑蛛网膜下隙后，颅腔内容物增加，压力增高，并继发脑血管痉挛。后者系因出血后血凝块和围绕血管壁的纤维索的牵引（机械因素），血管壁平滑肌细胞间形成的神经肌肉接头产生广泛缺血性损害和水肿。另外大量积血或凝血块沉积于颅底，部分凝集的红细胞还可堵塞蛛网膜绒毛间的小沟，使脑脊液的回吸收被阻，因而发生急性交通性脑积水，使颅内压急骤升高，进一步减少了脑血流量，加重了脑水肿，甚至导致脑疝形成。以上均可使患者病情稳定好转后，再次出现意识障碍或出现局限性神经症状。

三、病理

血液进入蛛网膜下隙后，血性脑脊液可激惹血管、脑膜和神经根等脑组织，引起无菌性脑膜炎反应。脑表面常有薄层凝块掩盖，有时可找到破裂的动脉瘤或血管。随着时间的推移，大量红细胞开始溶解，释放出含铁血黄素，使软脑膜呈现不同程度的粘连。如脑沟中的红细胞溶解，蛛网膜绒毛细胞间小沟再开道，则脑脊液的回吸收可以恢复。

四、临床表现

（1）好发于青壮年，起病前常有头晕、头痛、眩晕或眼肌麻痹等。

（2）起病急骤，发病前无先兆，常在情绪激动、用力排便、剧烈运动时发病。

（3）剧烈头痛、面色苍白、恶心、呕吐、全身出冷汗。一般意识清醒，严重者可有不同程度的意识障碍。部分患者可有全身性或局限性癫痫发作。

（4）精神症状表现为定向障碍、近事遗忘、虚构、幻觉、谵妄、木僵、性格改变，有的患者表情淡漠或欣快、嗜睡、畏光。

（5）特征性表现为颈项强直，Kernig 征、Brudzinski 征阳性。深昏迷脑膜刺激征不明显。常伴有一侧动眼神经麻痹、视野缺损，眼底可见视网膜前即玻璃体膜下片状出血。

（6）部分患者可有单瘫、偏瘫或截瘫。

（7）病后可患正常颅压脑积水，主要表现为痴呆、遗忘、步态不稳、行走困难及尿失禁。

五、辅助检查

1.腰椎穿刺

脑脊液压力增高，呈均匀血性，蛋白增高。注意：①发病后即做腰穿，血液尚未到达腰池，脑脊液仍清亮。②脑脊液红细胞在 7～14d 消失。③因胆红素存在，脑脊液可黄变，在 2～6 周后消失。④因出血刺激，反应性白细胞增高可持续 1～2 周。

2.外周血检查

发病初期部分患者周围血中白细胞可增高，且多伴有核左移。

3.CT检查

4d内头颅CT扫描，阳性率为75%～85%，表现为颅底各池、大脑纵裂及脑沟密度增高，积血较厚处提示可能系破裂动脉所在处或其附近部位。

4.脑血管造影准备手术治疗

早期行造影，可判明动脉瘤或血管畸形部位、大小，有时可发现脑内血肿及动脉痉挛。

5.心电图

可有心律失常，并以心动过速、传导阻滞较多见。

六、诊断

本病诊断较易，如突发剧烈头痛及呕吐、面色苍白、冷汗、脑膜刺激征阳性以及血性脑脊液，头颅CT见颅底各池、大脑纵裂及脑沟中积血等。少数患者，特别是老年人头痛等临床症状不明显，应避免漏诊，及时腰穿或头颅CT检查可明确诊断。诊断依据如下：

（1）在活动或激动时突然发病。

（2）迅速出现剧烈头痛、呕吐或伴有短暂性意识障碍。

（3）脑膜刺激征明显，但肢体瘫痪等局灶性神经体征阙如或较轻，少数可有精神症状。

七、鉴别诊断

通过病史、神经系统检查、脑血管造影及头颅CT检查，可协助病因诊断与鉴别诊断。除与其他脑血管病鉴别外，还应与下列疾病鉴别。

（1）脑膜炎：有全身中毒症状，发病有一定过程，脑脊液呈炎性改变。

（2）静脉窦血栓形成：多在产后发病或病前有感染史，面部及头皮可见静脉扩张，脑膜刺激征阴性，脑脊液一般无血性改变。

八、治疗

蛛网膜下隙出血病死亡率高，再次出血多在发病后2～3周，病死率更高。严重动脉痉挛威胁生命，治疗上应予注意。

治疗原则：防止再次出血，减轻动脉痉挛，治疗并发症。

（1）安静环境，绝对卧床休息4～6周。避免用力咳嗽、喷嚏及不必要的激动。头痛剧烈可用镇静及止痛药。

（2）止血药物6-氨基己酸24～36g加入5%葡萄糖溶液静脉滴注，情况平稳后改用口服。

（3）降低颅内压。颅内压增高有强烈头痛，经药物治疗效果不明显，可考虑行腰椎穿刺，缓慢放脑脊液。急剧颅内压增高甚至可用脑室引流以降低颅内压，挽救生命。

（4）维持在平时的血压水平。有心脏损害者，应采取相应的治疗措施。

（5）注意营养和水、电解质平衡。

（6）解除动脉痉挛。

①尼莫通50mL，静脉滴注，1次/天。

②尼立苏（尼莫地平注射液）8～24g，静脉滴注，1次/天。

（7）脑内血肿经影像学明确确定后，可急症手术以清除血肿。选择性手术造影证实有动脉瘤或血管畸形，行结扎手术；或行动脉瘤钳夹术或切除畸形。此外，可考虑颈总动脉结扎术，动脉瘤壁用氰基丙烯酸甲酯等加固术。

九、预后

脑蛛网膜下隙出血后的病程及预后取决于其病因、病情、血压情况、年龄及神经系统体征。动脉瘤破裂引起的蛛网膜下隙出血预后较差，脑血管畸形所致的蛛网膜下隙出血常较易恢复。原因不明者预后较好，复发机会较少。年老体弱者，意识障碍进行性加重，血压增高和颅内压明显增高或偏瘫、失语、抽搐者预后均较差。

第三章　原发性肾小球疾病

第一节　急性肾小球肾炎

一、疾病概述

急性肾小球肾炎，简称急性肾炎，是一组常见的肾小球疾患。起病急，以血尿、少尿、蛋白尿、水肿及高血压等为其临床特征。急性肾炎可由多种病因所致，其中最常见的为链球菌感染后肾炎。在我国上呼吸道感染占 60%～70%，皮肤感染占 1%～20%，除链球菌之外，葡萄球菌、肺炎球菌、脑膜炎双球菌、淋球菌、流感杆菌及伤寒杆菌等感染都可引起肾小球肾炎。任何年龄均可发病，但以学龄儿童为多见，青年次之，中年及老年人少见。一般男性发病率较高，男女之比约为 2：1。

本病发病机制多与抗原抗体介导的免疫损伤有关。机体感染链球菌后，其菌体内某些成分作为抗原，经过 2～4 周与体内产生的相应抗体结合，形成免疫复合物，通过血液循环，沉积于肾小球内，当补体被激活后，炎症细胞浸润，导致肾小球损伤而发病。肾小球毛细血管的免疫性炎症使毛细血管腔变窄，甚至闭塞，并损害肾小球滤过膜，可出现血尿、蛋白尿及管型尿等，并使肾小球滤过率下降，因而对水和各种溶质（包括含氯代谢产物、无机盐）的排泄减少，发生水钠潴留，继而引起细胞外液容量增加。因此，临床上有水肿、尿少、全身循环充血状态如呼吸困难、肝大、静脉压增高等表现。本病的高血压，目前认为是由于血容量增加所致，是否与"肾素-血管紧张素-醛固酮系统"活力增强有关，尚无定论。

近年来，认为链球菌感染后肾炎不止一种抗原，与链球菌有关的内源性抗原抗体系统可能也参与发病。致肾炎链球菌通过酶作用或其产物与机体的免疫球蛋白（Ig）结合，改变 Ig 化学组成或其抗原性，然后形成免疫复合物而致病，如致肾炎链球菌能产生唾液酸酶

（sialidase）使 Ig 发生改变。目前认为致肾炎链球菌抗原先植入肾小球毛细血管壁，然后与抗体作用而形成免疫复合物（原位形成）是主要的发病机制。

本病预后一般良好，儿童中 85%～99%、成人中 50%～75%可完全恢复，就儿童急性肾炎来说，6 个月内血尿消失者达 90%，持续或间歇蛋白尿超过 1 年者占 58%，在 2 年以上仍有蛋白尿者占 32%，急性肾炎演变为慢性肾炎者不超过 10%。

二、诊断要点

（一）临床表现

本病起病较急，病情轻重不等。多数患者有明确的链球菌感染史，如上呼吸道感染、咽炎、扁桃体炎及皮肤感染等。潜伏期相当于致病抗原初次免疫后诱导机体产生免疫复合物所需的时间，呼吸道感染者的潜伏期较皮肤感染者短，一般经过 2～4 周（上呼吸道感染、咽炎、扁桃体炎一般 6～10 d，皮肤感染者约 2 周后）突然起病，首发症状多为水肿和血尿，呈典型急性肾炎综合征表现，重症者可发生急性肾衰竭。

1.全身症状

起病时症状轻重不一，患者常有头痛、食欲减退、恶心、呕吐、疲乏无力、腰酸等，部分患者先驱感染没有控制，可有发热、咽喉疼痛，体温一般在 38℃左右，发热以儿童为多见。

2.水肿及少尿

水肿及少尿常为本病之首发症状，出现率为 80%～90%。在发生水肿之前，患者都有少尿，每日尿量常在 500 mL 左右，少数患者可少至 400 mL 以下，发生尿闭者少见。轻者仅晨起眼睑水肿，面色较苍白，呈"肾炎面容"，重者延及全身，体重亦随之增加。水肿多先出现于面部，特别以眼睑为著，下肢及阴囊亦显著。晨起以面部为著，活动后下肢为著。水肿出现的部位主要决定于两个因素，即重力作用和局部组织的张力，儿童皮肤及皮下组织较紧密，则水肿的凹陷性不是十分明显。水肿的程度还与食盐的摄入量有密切关系，食盐摄入量多则水肿加重，反之亦然。大部分患者经过 2～4 周，可自行利尿退肿，严重者可有胸腔积液、腹水。产生原因主要是全身毛细血管壁通透性增强，肾小球滤过率降低，而肾小管对钠的重吸收增加致水钠潴留。

3.血尿

肉眼血尿为常见初起症状之一，40%～70%的患者可见到。尿呈浑浊红棕色，为洗肉水样，一般在数天内消失，也可持续 1～2 周才转为显微镜血尿。镜下血尿多在 6 个月内消失，也可因感染、劳累而暂时反复，也有持续 1～3 年才完全消失。此外，也有少数患者肾小球病变基本消退，而镜下血尿持续存在，认为临床意义不大。

4.蛋白尿

多数患者均有不同程度蛋白尿，主要为白蛋白，20%～30%表现为肾病综合征（尿蛋白超过 3.5 g/24 h，血浆白蛋白低于 30 g/L），经 2～4 周后可完全消失。蛋白尿持续存在提示病情迁延，或转为慢性肾炎的可能。

5.高血压

高血压见于 80%的病例，多为轻中度高血压，收缩压及舒张压均增高。急性肾炎之血压升高多为一过性，往往与水肿及血尿同时发生，一般持续 2～3 周，多随水肿消退而降至正常。产生原因主要为水、钠潴留使血容量扩张所致，经利尿、消肿后血压亦随之下降。重度高血压者提示肾损害严重，可并发高血压危象、心力衰竭或视网膜病变等。

6.神经系统症状

症状主要为头痛、恶心、呕吐、失眠、反应迟钝；重者可有视力障碍，甚至出现昏迷、抽搐。此与血压升高及水、钠潴留有关。

（二）体征

急性肾炎的主要体征是程度轻重不一的水肿，以组织疏松及低垂部位最为明显，晨起时眼睑、面部可见水肿，活动后下肢水肿明显。随病情发展至全身，严重者可出现胸腔、腹腔、阴囊，甚至心包腔的大量积液，重度高血压者眼底检查可出现视网膜小动脉痉挛或视盘水肿。

（三）检查与检验

1.尿液检查

血尿为急性肾炎重要所见，或肉眼血尿或镜下血尿，尿沉渣检查中，红细胞多为严重变形红细胞，但应用袢利尿剂时可暂为非变形红细胞，此外还可见红细胞管型，提示肾小球有出血渗出性炎症，是急性肾炎的重要特点。尿沉渣还常见肾小管上皮细胞、白细胞、大量透明和颗粒管型。

尿蛋白通常为（+）～（++），（1～3）g/d，多属非选择性蛋白，若病情好转，则尿蛋白减少，但可持续数周至数月。如果蛋白尿持续在 1 年以上，多数提示为慢性肾炎或演变为慢性肾炎。

尿常规一般在 4～8 周大致恢复正常，残余镜下血尿（或爱迪计数异常）或少量蛋白尿（可表现为起立性蛋白尿）可持续半年或更长。

2.血常规检查

严重贫血少见，红细胞计数及血红蛋白可稍低，是因血容量扩大，血液稀释所致，白细胞计数可正常或增高，此与原发感染灶是否继续存在有关。

急性肾炎时血沉几乎都增快，一般在 30～60 mm/h，随着急性期缓解，血沉在 2～3 个月内也逐渐恢复正常。

3.肾功能检查

急性肾炎患者肾小球滤过率（GFR）呈不同程度卜降，但肾血浆流量仍可正常，因而滤过分数常减少，与肾小球滤过功能受累相比较，肾小管功能相对良好，肾浓缩功能多能保持。临床常见一过性氮质血症，血中尿素氮、肌酐增高，不限进水的患儿，可有轻度稀释性低钠血症，此外还可有高血钾及代谢性酸中毒。

4.血浆蛋白和脂质测定

血白蛋白浓度常轻度降低，此系水、钠潴留及血容量增加和稀血症所致，急性肾炎病程较短而尿蛋白量少，所以血白蛋白降低不是由于尿中大量蛋白丢失所造成，且利尿消肿后即恢复正常浓度。血白蛋白电泳多见白蛋白降低，球蛋白增高，少数病例伴有α2 球蛋白和（或）β球蛋白增高，后者增高的病例往往并存高脂血症。

5.细胞学和血清学检查

急性肾炎发病后自咽部或皮肤感染灶培养出β溶血性链球菌的阳性率约30%，早期接受青霉素治疗者更不易检出，链球菌感染后可产生相应抗体，常借检测抗体证实前驱的链球菌感染，如抗链球菌溶血素、抗体（ASO），其阳性率达50%～80%。通常于链球菌感染后2～3周出现，3～5周滴度达高峰，半年内恢复正常。判断其临床意义时应注意，其滴度升高仅表示近期有过链球菌感染，与急性肾炎的严重性无直接相关性；经有效抗生素治疗者其阳性率减低，皮肤感染灶患者阳性率也低，尚可检测抗脱氧核糖核酸酶B及抗玻璃酸酶（anti-Htase）。并应注意于2～3周后复查，如滴度升高，则更具诊断价值。

6.血补体测定

除个别病例外，肾炎病程早期血清总补体及 C_3 均明显下降，6～8周后恢复正常，此规律性变化为本症的典型表现。血补体下降程度与急性肾炎病情轻重无明显相关，但低补体血症持续8周以上，应考虑有其他类型肾炎之可能，如膜增生性肾炎、冷球蛋白血症或狼疮肾炎等。

7.尿纤维蛋白降解产物（FDP）

血液和尿液测定中出现FDP意味着体内有纤维蛋白形成和纤维蛋白原及纤维蛋白分解代谢增强，尿液FDP测定能更正确地反映肾血管内凝血。

8.其他检查

部分病例急性期可测得循环免疫复合物及冷球蛋白，通常典型病例不需肾活检，但如与急进性肾炎鉴别困难或病后3个月仍有高血压、持续低补体血症或肾功能损害者建议肾活检检查，进一步明确病理类型。

（四）鉴别诊断

1.热性蛋白尿

急性感染发热的患者可出现蛋白尿、管型或镜下血尿，极易与不典型或轻型急性肾炎相混淆，但前者没有潜伏期，无水肿及高血压，热退后尿常规迅速恢复正常。

2.急进性肾炎

起病过程与急性肾炎相似，但除急性肾炎综合征外，常以早期出现少尿、无尿及肾功能急剧恶化为特征，重症急性肾炎呈现急性肾衰竭伴少尿或无尿持续不缓解，病死率高，与该病相鉴别困难时，应及时做肾活检以明确诊断。

3.慢性肾炎急性发作

发作时症状同本病，但有慢性肾炎史，诱发因素较多，如感染诱发者临床症状（多在 1 周内，缺乏间歇期）迅速出现，常有明显贫血、低蛋白血症、肾功能损害等，B 超检查有的显示双肾缩小。急性症状控制后，贫血仍存在，肾功能不能恢复正常，对鉴别有困难的，除了肾穿刺进行病理分析之外，还可根据病程和症状、体征及化验结果的动态变化来加以判断。

4.IgA 肾病

该病潜伏期短，多于上呼吸道感染后 1~2 d 内即以血尿起病，通常不伴水肿和高血压，链球菌培养呈阴性，ASO 滴度不升高。一般无血清补体下降，1/3 患者血清 IgA 增高，该病多有反复发作史，鉴别困难时需行肾活检，病理免疫荧光示 IgA 弥漫沉积于系膜区。

5.全身系统性疾病引起的肾损害

如过敏性紫癜肾炎、狼疮性肾炎等，虽有类似本病之临床表现，但原发病症状明显，不难诊断。

6.急性泌尿系感染或肾盂肾炎

可表现有血尿、腰痛等与急性肾炎相似的临床表现，但急性肾盂肾炎一般无少尿表现，少有水肿和高血压，多有发热、尿路刺激症状。尿中以白细胞为主，尿细菌培养阳性可以区别，抗感染治疗有效等，均可帮助诊断。

三、治疗

（一）治疗原则

急性肾小球肾炎为自限性疾病，无特异疗法，主要是对症处理，改善肾功能，预防和控制并发症，促进机体自然恢复。

（二）一般治疗

1.休息

急性期应卧床休息，通常需2～3周，待肉眼血尿消失、血压恢复、水肿减退即可逐步增加室内活动量。对遗留的轻度蛋白尿及血尿应加强随访观察而无须延长卧床期，但如病情反复，应继续卧床休息，卧床休息能增加肾血流量，可改善尿异常改变，同时3个月内宜避免剧烈体力活动，并应注意防寒、防潮。

2.饮食治疗

（1）控制钠盐摄入：对有水肿、血压高者用无盐或低盐饮食，一般每日摄取钠1.2 g，水肿严重时限制为0.5 g/d，注意禁用腌制食品，尽量少用味精，同时禁食含碱主食及含钠高的蔬菜，如白萝卜、菠菜、小白菜或酱油。

（2）蛋白质摄入：一般认为尿素氮＜14 mmol/L，蛋白质可不限制；尿素氮如超过21.4mmol/L，每日饮食蛋白质应限制到0.5 g/kg体重，蛋白质以乳类及鸡蛋为最好，羊肉除营养丰富、含优质蛋白质外，还有消肿利尿的作用。糖类及各种维生素应充分供给。

（3）水的摄入：对严重水肿且尿少者液体也应限制，目前多主张每日摄入水量以不显性失水量加尿量计算。儿童不显性失水每日为15～20 mL/kg体重，在条件许可下，每日测量体重，对决定摄入液体量是否合适较有帮助。

（三）药物治疗

1.感染灶的治疗

对有前驱感染且病灶尚存者应积极进行治疗，使其痊愈，即使找不到明确感染灶的急性肾炎患者，也有人主张用青霉素（过敏者用红霉素）常规治疗10～14 d，也有人主张在2周青霉素疗程后，继续用长效青霉素2～4周。抗生素对预防本病的再发往往无效，因此不必预防性的使用，对反复扁桃体发炎的患者，在病情稳定的情况下，可做扁桃体切除术。

2.对症治疗

（1）水肿的治疗：对轻、中度水肿，限制钠、水入量及卧床休息即可；高度水肿者应使用噻嗪类或髓祥利尿药，如呋塞米（速尿）2 mg/kg体重，每日1～2次治疗，一般不主张使用贮钾利尿药及渗透性利尿药，多巴胺等多种可以解除血管痉挛的药物也可应用，以促进利尿。

（2）高血压的治疗：轻度高血压经限制钠盐和卧床休息后可纠正，明显高血压者［儿童舒张压＞13.3 kPa（100 mmHg）或成人舒张压＞14.7 kPa（110 mmHg）］应使用抗高血压药物。一般采用利尿药、钙离子通道阻滞药、β-受体阻滞药及血管扩张药，如硝苯地平（硝苯吡啶）20～40 mg/d，或肼屈嗪（肼苯哒嗪）25 mg，每日 3 次以使血压适当降低。

3.抗凝疗法

肾小球内凝血是急性肾炎的重要病理改变之一，主要为纤维素沉积及血小板聚集。因此，采用抗凝疗法将有助于肾炎缓解，可以应用普通肝素静滴或低分子肝素皮下注射，每日 1 次，10～14 次为 1 个疗程，间隔 3～5 d，根据患者凝血指标调整，共 2～3 个疗程。双嘧达莫（潘生丁）口服，尿激酶 2 万～6 万单位加入 5%葡萄糖液 250 mL 静滴，或每日 1 次，10 d 为 1 个疗程，根据病情进行 2～3 个疗程。注意肝素与尿激酶不可同时应用。

4.抗氧化剂应用

（1）超氧歧化酶可使 O^{2-} 转变成 H_2O_2。

（2）硒谷胱甘肽过氧化物酶，可使 H_2O_2 还原为 H_2O。

（3）维生素 E 是体内血浆及红细胞膜上脂溶性清除剂，维生素 E 及辅酶 Q10 可清除自由基，阻断由自由基触发的脂质过氧化连锁反应，保护肾细胞，减轻肾内炎症过程。

5.肾上腺糖皮质激素

一般不用，但急性期症状明显时可小剂量短期使用，一般不超过 2 周。

6.并发症的治疗

（1）高血压脑病：出现高血压脑病时应选用硝普钠 50 mg 溶于葡萄糖液 250 mL 中静脉滴注，速度为 0.5μg/（kg·min），随血压变化调整剂量。

（2）急性心力衰竭：近年研究认为，急性肾炎患者出现胸闷、心悸、肺底啰音、心界扩大等症状时，心排血量并不降低，射血指数亦不减少，与心力衰竭的病理生理基础不同，而是水钠潴留、血容量增加所致的淤血状态，因此洋地黄类药物疗效不理想，且易引起中毒。严格控制水钠摄入，静脉注射呋塞米、硝普钠或酚妥拉明等多能使症状得到缓解。

（3）继发细菌感染：急性肾炎由于全身抵抗力较低，易继发感染，最常见的是肺部和尿路感染。一旦发生应及时选用敏感、强效及无肾毒性的抗生素治疗，并加强支持疗法，常用的为青霉素类和第三代头孢菌素或四代抗生素。

（四）透析治疗

目前对急性肾炎所致的急性肾衰主张"早期、预防性和充分透析治疗"，其中早期预防性透析是指在并发症出现之前即进行透析治疗，特别是高分解代谢型急性肾衰竭，可以有效降低病死率，血液透析或腹膜透析均可采用，血液透析疗效快速，适用于紧急透析，其中连续性血液透析滤过治疗效果最佳。腹膜透析适用于活动性出血、无法耐受血液透析和无血液透析设备的情况。

第二节　急进性肾小球肾炎

一、疾病概述

急进性肾小球肾炎（RPGN）是一组病情发展急骤，有蛋白尿、血尿迅速发展为少尿或无尿，在几周或几个月内进展至终末期肾衰竭，预后恶劣的肾小球肾炎。常伴贫血和低蛋白血症，本病的病理改变特征为肾小囊内细胞增生、纤维蛋白沉积，又名新月体性肾小球肾炎。急进性肾炎包括原发性肾小球疾病和继发性肾小球疾病两种，原发性肾小球疾病包括特发性急进性肾小球肾炎和在其他原发性肾小球疾病（如膜增生性肾小球肾炎、膜性肾病、IgA 肾病等）的基础上发生的急进性肾小球肾炎；继发性肾小球疾病则有感染性疾病（如链球菌感染后肾炎、感染性心内膜炎、乙型肝炎等）；多系统疾病（如系统性红斑狼疮、过敏性紫癜、血管炎综合征、Wegener 肉芽肿、冷球蛋白血症、复发性多发性软骨炎、肺癌、淋巴瘤等）；药物（如青霉胺、别嘌醇、利福平等），本病占肾穿刺病例的 2.7%，我国占 2%，男性较多，男女之比为 1.5～3.0∶1，且以成人为多见。有报道于春、夏季发病者较多，及时有效的治疗可以改变本病的预后。

急进性肾小球肾炎是一种免疫损伤性弥漫增生性新月体性肾小球肾炎，依据免疫学发病机制可分为三型：Ⅰ型为不伴有肺出血的抗肾小球基膜（GBM）型，为抗 GBM 抗体介导，表现为抗 GBM 抗体沿 GBM 呈线条样沉积，早期常伴循环抗 GBM、抗体阳性；Ⅱ型为免疫复合物型，由免疫复合物介导，可见免疫球蛋白及补体沿 GBM 呈颗粒状沉积；Ⅲ型为无免疫球蛋白和补体沉积型，其发病机制未明，实际上为血管炎综合征，但其主要表现在肾脏。总之，本病属免疫性疾病，其免疫反应过程多样化，在发病机制上有多种不同形式，但可并存，其预后主要与病理变化相关。

二、诊断要点

（一）临床表现

起病和发展急骤，患者可首先感到疲乏、食欲缺乏等，并出现蛋白尿、血尿、全身性水肿、少尿或无尿性急性肾衰竭等症状，部分患者在发病前 1 个月内有前驱感染病史，少数有蛋白尿、血尿或高血压病史，因病理类型不同，其临床表现也有差异。

1.肾损害的表现

大多数患者表现为急性肾炎综合征，起病较急，但也有隐匿起病。此前常有先驱感染，在Ⅰ型及Ⅲ型常有流感样综合征，起病后即有尿量减少，甚至少尿，部分患者有肉眼血尿（多见于Ⅰ型和Ⅲ型）、镜下血尿普遍存在，蛋白尿一般在 $1\sim2$ g/d，部分患者 >3.5 g/d，并出现肾病综合征（主要见于Ⅱ型）。随着病程进展出现高血压及贫血，患者有头昏、目眩、心悸、气促、面色苍白，发病后或发病时即有肾功能减退、肾小球滤过率降低、血清肌酐及尿素氮增高，且呈进行性肾功能不全，短期即见血肌酐 $>500\mu mol/L$。继之，肾功能继续降低进入尿毒症阶段，在疾病早期就可见到肾小管功能减退，如尿浓缩功能障碍。

2.肾外表现

Ⅰ型的部分患者可有咯血、咳嗽、呼吸困难、发热及胸痛，血清抗基膜抗体阳性，Ⅱ型无特异性表现，血清免疫复合物（IC）阳性，Ⅲ型中的微血管炎常有咯血、咳嗽、呼吸困难，胸片见两肺中下部炎症改变，血清 P-ANCA 及 C-ANCA 均阳性。Wegener 肉芽肿病多有先侵犯如鼻、鼻旁窦、软腭及肺等炎症性病变（包括坏死性血管炎及肉芽肿），可有发热、皮疹、紫癜、关节肌肉疼痛及单神经炎症状，血清 C-ANCA 阳性为主（90%），变应性肉芽肿性血管炎多有过敏性哮喘、过敏性鼻炎，血嗜酸性粒细胞增多，常伴有脑、心及皮肤等小血管炎表现，血清 P-AN-CA 阳性。

（二）体征

急进性肾炎患者出现少尿或无尿等急性肾衰症状后，由于水钠潴留可见全身性的水肿。

（三）检查与检验

1.尿常规检查

见异形红细胞和红细胞管型，蛋白尿常常出现，可以有大量蛋白尿。尿蛋白常常是非选择性的，尿中白细胞异常增多（>3 万/mL），为中性粒细胞、单核细胞、辅助性及抑制性 T 细胞，尿检异常与病变的严重性并不密切相关。

2.血常规检查

常呈严重贫血，有时存在着微血管病性溶血性贫血，有时伴白细胞及血小板增高，与阳性 C-反应蛋白共同存在则提示急性炎症相。

3.肾功能检查

血清尿素氮和肌酐均呈进行性增高，Ccr 可降至 10 mL/ min 以下。

4.免疫学检查

抗 GBM 抗体介导的 RPGN 补体各成分基本正常；免疫复合物介导者 C3 和其他补体成分的血清浓度常常降低，抗中性白细胞胞质抗体（AN-CA）与小血管炎型 RPGN 密切有关，冷球蛋白和循环免疫复合物常可在免疫复合物型 RPGN 中检出。此外，根据不同的发病机制，循环中可分别检出抗 GBM 抗体、免疫复合物和 ANCA，用放射免疫分析法在 95%以上的抗 GBM 抗体介导的 RPGN 早期即可发现循环中有抗 GBM 抗体，抗 GBM 抗体最多常见的是 IgG，极少数是 IgA，IgG_1 亚型更常在男性中发现，IgG_2 亚型则在女性中多见。

5.X 线及超声检查

腹部平片及肾脏超声检查可发现肾脏增大或正常大小而轮廓整齐，但皮、髓质交界不清（与肾脏水肿有关）。

6.病理表现

光学显微镜检查可见肾小囊内新月体形成为 RPGN 的特征性病理改变,受累肾小球达 50%以上,甚至可达 100%,病变范围占肾小囊面积的 50%以上,严重者可充填整个肾小囊。发病初期为细胞性新月体,后期为纤维性新月体(数天至数周形成),因本病纤维化发展很快,故及时肾活检、早期诊断,及时治疗是极其重要的。肾小球病变在I型 RPGN 主要是 GBM 断裂、突出,但毛细血管内增生不明显,II型 RPGN 中毛细血管袢细胞及系膜细胞增生明显,III型 RPGN 则可见毛细血管袢节段性纤维素样坏死、缺血,甚至节段性硬化,系膜细胞增生不明显,肾小管及肾间质病变常与肾小球病变的严重程度相关。少数(10%~20%)III型 RPGN 在肾间质可见肾小球外的血管炎,如微小动脉、小动脉甚至弓状动脉分支均可受累,少数III型 RPGN 还可见肉芽肿形成,免疫病理检查在 I 型 RPGN 的早期 IgG 及 C3 沿肾小球毛细血管壁呈典型的线条样沉积。II型 RPGN 可见免疫球蛋白及 C3 沿肾小球毛细血管袢及系膜区呈颗粒样或团块状沉积,而III型 RPGN 则多为阴性或微量免疫球蛋白和补体成分,电镜检查可见 GBM 呈卷曲压缩状,可见断裂,I型、III型无或仅少量电子致密物沉积,II型在 GBM 的上皮侧、内皮侧、GBM 内及系膜区有电子致密物。

(四)鉴别诊断

1.慢性肾炎急性发作

对过去无肾炎病史,出现少尿、无尿及肾衰竭表现的慢性肾炎患者,应根据病情进展速度快慢、B 超双侧肾影缩小等情况进行诊断,这些也有助于与急进性肾炎相鉴别。

2.急性肾小管坏死

临床排除肾前或肾后性而确定为急性肾实质性肾衰竭患者,若以蛋白尿为主(24 h 尿蛋白定量≥1.5 g),有镜下或肉眼血尿伴或不伴高血压,并有少尿或无尿,应考虑肾小球病变所致的急性肾衰竭,其与急性肾小管坏死临床表现和演变截然不同,后者尿蛋白多数少于 1 g/24 h,常有明确的发病诱因,如外科手术、休克、中毒(药物、鱼胆中毒等)、挤压伤、异性输血等。尿钠排泄增多≥20~30 mmol/L,肾小球性肾衰竭多见于两类疾病,即急进行性肾炎或急性肾炎,后者病情较前者轻,血肌酐<400μmol/L,多为一过性肾衰竭。

3.急性间质性肾炎

24 h尿蛋白定量一般≤1 g，少数情况下如严重感染、中毒、药物引起的肾间质损伤造成肾小球基膜通透性增加，产生大量蛋白尿甚至肾病综合征表现，临床类似肾小球病变。此时与急进性肾炎需靠肾脏病理加以区别，这类间质性肾炎的病理肾小球几乎正常，小管间质病变亦很轻。

4.急性坏死性肾乳头炎

可引起急性肾衰竭，但该病多并发于糖尿病患者，常有较明显的肾区痛及尿路刺激征，尿中白细胞数多，尿培养有致病菌等可资鉴别。

5.其他肾小球疾病转变成急进性肾炎

文献中有少数报道急进性肾炎合并其他类型肾小球病变如膜性肾病、膜增生性肾病、IgA肾病等，亦需依赖肾穿病理鉴别。

三、治疗

（一）治疗原则

急进性肾炎西医治疗原则上为早诊断，充分治疗，有针对性地进行联合治疗；区别对待急性和慢性肾小球损伤，大量细胞新月体和纤维素样坏死，提示病变处于活动期，应积极治疗；纤维性新月体和肾间质纤维化，提示病变进入慢性期，应注意保护肾功能；伴有全身症状的应选用环磷酰胺和甲泼尼龙尽快控制症状。

（二）一般治疗

绝对安静，卧床休息，无盐，低蛋白饮食，维持和调整水电解质平衡，纠正代谢性酸中毒，少尿早期可考虑使用利尿药（甘露醇、山梨醇、呋塞米或依他尼酸等）以及血管扩张药。

（三）药物治疗

1.糖皮质激素

对无禁忌患者采用甲泼尼龙500～1 000 mg静脉滴注每日或隔日1次，3～4次为1个疗程，每间隔1～2周后可再用1～2个疗程。注意甲泼尼龙冲击治疗静脉滴注时间应超过

30 min，冲击间隔和冲击后改为泼尼松口服 1～1.5 mg/（kg·d），每日或隔日口服，3 个月后逐渐减量。糖皮质激素维持时间长短根据原发病不同而有异，如抗 GBM 抗体病和多系统疾病维持时间要长。甲泼尼龙冲击疗法对Ⅲ型和Ⅱ型疗效较Ⅰ型为好，患者肾功能好转，尿蛋白减少，细胞性新月体数量亦减少。

2.细胞毒性药物

甲泼尼龙冲击治疗的同时给予环磷酰胺（CTX）冲击治疗，与前者合用相对不良反应小，疗效增强，可用 CTX 0.6～1.2 g/次缓慢静脉推注或静脉滴注（1 000 mL 稀释），每周或每 2 周 1 次，2～3 次后改为每月 1 次，总量勿超过 8～12 g。环磷酰胺或硫唑嘌呤口服治疗对 Wegener 肉芽肿和 M-PAN 很有效，文献报道口服维持治疗时间应在 1 年以上，可用 CTX 2～3 mg/（kg·d）或硫唑嘌呤 1～2 mg/（kg·d），必要时强化治疗以减少疾病复发，应用免疫抑制药时应监测血常规和肝功能，注意药物不良反应。

3.抗凝药

在 RPGN 发病过程中，由纤维蛋白原裂解产生的纤维蛋白多肽是一种单个核细胞的化学催化剂，在新月体形成中起一定介导作用。因此，抗凝治疗可减少纤维蛋白多肽产生，阻止或减少新月体的形成，常用的抗凝剂有肝素、华法林、安克洛酶（ancrod）、链激酶和组织纤溶酶原激活物（t-PA）。具体用法是普通肝素 5 000～20 000 U，加入 200～500 mL 5% 葡萄糖液中滴入，以凝血时间延长 1 倍或尿 FDP 下降为调节药量指标，或用低分子量肝素 5 000 U，皮下注射，每日 2 次。ancrod 是一种蛇毒制剂，能特异地分解纤维蛋白 A 肽，静滴后迅速降低循环中纤维蛋白原水平和血液黏度。常用剂量，首剂 2～3 U/kg 体重，维持静滴 4～6 h，以后 2～3 U/kg 体重，缓慢静推或静滴，1～2/d。用药过程中需密切观察血浆纤维蛋白原浓度及血栓形成时间，t-PA 是一种由 526 个氨基酸组成的糖蛋白，特异性地激活纤溶酶原，用于急进性肾炎治疗，可显著减少肾小球纤维蛋白沉积和新月体形成，改善肾功能。

4.抗血小板制剂

实验研究已证实血小板参与 RPGN 的发病过程，抗血小板制剂可减轻部分肾损害，可选用双嘧达莫（潘生丁）100～150 mg，每日 4 次口服；磺吡酮（苯磺唑酮）0.2 g，每日 3～4 次；或阿司匹林 0.3～0.6 g，每日 1 次。以上 3 种药物可单用，也可联合使用，合用时，药物剂量相应减少。

5.四联疗法

四联疗法即细胞毒药（CTX 或硫唑嘌呤）、糖皮质激素、抗凝药（肝素或华法林等）及抗血小板黏附药（双嘧达莫或噻氯匹定）联合应用，细胞毒性药物和皮质类固醇用法同前述，肝素剂量 50～200 mg/d，维持试管法凝血时间在 28 min 以内，2～4 周后改为口服抗凝药。可用华法林 1.25～5 mg/d，剂量因人而异，PT 延长维持在正常水平的 1 倍左右，亦可使用小剂量尿激酶。同时监测血纤维蛋白原勿低于 2 g/L，双嘧达莫每日剂量 300～600 mg，剧烈头痛者适当减量，噻氯匹定 0.25～0.5 g 每日 1 次口服。抗血小板黏附药可长期使用，今年又有报道应用组织纤溶酶原激活剂治疗实验动物有一定效果，有待进一步验证。

上述治疗常同时合用下列药物：①短期广谱抗生素；②H_2 受体阻滞药剂，尤其在甲泼尼龙冲击时；③以往有结核病史者使用抗结核药。

须强调指出：大剂量糖皮质激素和免疫抑制药治疗应用于早期可逆的肾小球病变（无明显纤维化的细胞性新月体）疗效较好，当肾小球病变为不可逆，即出现大量纤维性新月体、肾小球硬化、间质纤维化，不要应用冲击疗法，否则适得其反，药物不良反应大，感染率高，疗效差。

6.抗细胞因子药物的应用

部分学者试用白介素-1 受体阻滞剂，发现该药可减轻蛋白尿，改善肾功能，抑制肾小球内细胞增殖，巨噬细胞明显减少，阻止新月体形成及小管间质病变发生。抗细胞间黏附分子-1 和淋巴细胞功能相关抗原-1 的单克隆抗体是继 Nishikawa 等（1993—1995）之后，又一次研究抗巨噬细胞移动抑制因子抗体对免疫I型 RPGN 的作用，认为该抗体能显著减少蛋白尿，防止肾功能减退，减轻病理损害，抑制白细胞浸润。其治疗效果与防止白介素-1 受体阻滞剂和白细胞黏附分子（ICAM-1，VCAM-1）上调及抑制 NO 合成酶表达有关，有待临床进一步验证。另外，针对其发病机制中的可能因素，目前有提出应用某些细胞因子、生长因子的抑制剂来阻断损伤过程。也有学者提出，RPGN 可能与丙型肝炎病毒（HCV）感染有关，是否需要用抗病毒治疗，尚有待进一步研究。

（四）其他治疗

1.血浆置换疗法

用离心分离或大孔径纤维膜超滤患者放出的大量抗凝全血后，将血浆与血球分离，去除血浆（每次 2～4 L，每日或隔日 1 次），补充以等量含 4%人血白蛋白的林格液、健康人的新鲜血浆或其他代用品，该疗法被用于治疗自身免疫性疾病和某些异常球蛋白血症，以去除循环中的抗原、抗体、免疫复合物及炎症介质等物质，并具有促进网状内皮系统吞噬功能，改善机体内环境等作用。

I型患者首选血浆置换，对疾病早期无或少尿、血肌酐低于 530～619μmol/L 者疗效较好，必须用至血中循环抗 GBM 抗体水平转阴为止。血浆置换疗法同时合用激素和免疫抑制剂如 CTX 维持治疗 8 周以抑制抗体合成，防止疾病反跳，该疗法对II型 RPGN 亦有一定疗效。

2.血液透析

若肾组织学检查新月体以纤维性为主伴明显肾小球硬化和纤维化者，不应盲目应用激素冲击和免疫抑制治疗，而应尽早透析，对于那些组织学检查虽为可逆性改变，但有严重肾衰竭的患者，也应进行透析治疗以改善患者全身条件，并且有利于病变肾脏的休息和病情的改善，创造应用皮质激素和免疫抑制药的机会。

3.肾移植

终末期肾衰竭者最好在病情稳定半年后进行肾移植，可减少移植后疾病的复发。

第三节　慢性肾小球肾炎

慢性肾小球肾炎简称慢性肾炎，以蛋白尿、血尿、高血压、水肿为基本临床表现，起病方式各有不同，病情迁延，缓慢进展，可有不同程度的肾功能减退，最终发展为慢性肾衰竭。

一、病因和发病机制

绝大多数慢性肾炎患者的病因尚不明确，仅有少数慢性肾炎是由急性肾炎发展所致。虽然慢性肾炎的病因、发病机制和病理类型不尽相同，但起始因素多为免疫介导炎症，导致病程慢性化的机制除免疫因素外，非免疫因素如高血压、蛋白尿、高血脂等亦占有重要因素。

二、病理

慢性肾炎可由多种病理类型引起，常见类型有系膜增生性肾小球肾炎（包括 IgA 和非 IgA 系膜增生性肾小球肾炎）、系膜毛细血管性肾小球肾炎、膜性肾病及局灶性节段性肾小球硬化等。

病变进展至后期，所有上述不同类型病理变化均可转化为程度不等的肾小球硬化、肾小管萎缩、肾间质纤维化。疾病晚期肾体积缩小，转化为硬化性肾小球肾炎。

三、临床表现

多数起病缓慢、隐袭。临床表现呈多样性，蛋白尿、血尿、高血压、水肿为其基本临床表现，可有不同程度肾功能减退，病情时轻时重、迁延，渐进性发展为慢性肾衰竭。

早期患者可有乏力、疲倦、腰部疼痛、纳差，水肿可有可无，一般不严重。有的患者可无明显临床症状。血压可正常或轻度升高，肾功能正常或轻度受损（肾小球滤过率下降），这种情况可持续一段时间后，肾功能逐渐恶化，最终发展成尿毒症。部分患者除上述慢性肾炎的一般表现外，血压可以有程度不等的升高，甚至出现高血压脑病，这时患者可有眼底出血、渗出，甚至视盘水肿，如血压控制不好，肾功能恶化较快，预后较差。慢性肾炎往往有急性发作现象，常因感染、劳累呈急性发作，或用肾毒性药物后病情急骤恶化，经及时去除诱因和适当治疗后病情可有一定程度缓解，但也可能由此而进入不可逆慢性肾衰竭。

四、实验室检查

（一）尿液检查

血尿，多以镜下血尿为主，可有红细胞管型，程度不等的蛋白尿，部分患者出现大量蛋白尿（尿蛋白定量超过 3.5 g/24 h）。

（二）血液检查

早期血常规检查正常或轻度贫血，白细胞和血小板多正常。

（三）肾功能检查

早期肾功能无异常，随着病情的进展，可出现血肌酐升高和肾小球滤过率下降。

（四）病理检查

肾脏活体组织检查可明确慢性肾炎的病理类型，对于指导治疗和估计预后具有重要意义。

五、诊断与鉴别诊断

（一）诊断

凡是尿化验异常（蛋白尿、血尿、管型尿）、水肿及高血压病史达一年以上，在除外继发性肾小球肾炎及遗传性肾小球肾炎后，临床上可诊断为慢性肾炎。

（二）鉴别诊断

1.继发性肾小球疾病

如狼疮性肾炎、过敏性紫癜肾炎、糖尿病肾病等，依据相应的病史及实验室检查，一般不难鉴别。

2.其他原发性肾小球疾病

（1）隐匿型肾小球肾炎：临床上轻型慢性肾炎应与隐匿型肾小球肾炎相鉴别，后者主要表现为无症状性血尿和（或）蛋白尿，无水肿、高血压和肾功能损害。

（2）感染后急性肾炎：有前驱感染史并以急性发作起病的慢性肾炎需与此病相鉴别。慢性肾炎急性发作多在短期内（数日）病情急骤恶化，血清补体 C_3 一般无动态变化有助于与感染后急性肾炎相鉴别；此外，疾病的转归不同，慢性肾炎无自愈倾向，呈慢性进展，可资区别。

3.原发性高血压肾损害

伴有高血压的慢性肾炎需与原发性高血压肾损害（良性小动脉性肾硬化症）鉴别，后者先有较长期高血压，其后再出现肾损害，临床上远曲小管功能障碍（如尿浓缩功能减退、夜尿增多）多较肾小球功能损伤早，尿改变轻微（微量至轻度蛋白尿，可有镜下血尿及管型），常有高血压的其他靶器官（心、脑）并发症。

4.Alport 综合征

常起病于青少年（多在 10 岁之前），患者同时出现眼部疾患、耳部疾病及肾脏损害，有阳性家族史（多为性连锁显性遗传）。

六、治疗

慢性肾炎的治疗主要是防止或延缓肾功能进行性恶化、改善或缓解临床症状及防治严重合并症，根据肾脏病理检查结果进行综合性治疗。

（一）低蛋白饮食和必需氨基酸治疗

肾功能正常者注意低盐低脂饮食，不宜严格限制蛋白质入量，出现肾功能损害的患者应限制蛋白及磷的入量并配合使用必需氨基酸或α-酮酸。

（二）控制高血压

高血压是加速肾小球硬化、促进肾功能恶化的重要因素，积极控制高血压是十分重要的环节。治疗原则：①力争把血压控制在理想水平：蛋白尿不低于 1 g/d，血压应控制在 16.67/10 kPa（125/75 mmHg）以下，尿蛋白低于 1 g/d，血压控制可放宽到 17.33/10.67 kPa（130/80 mmHg）以下；②选择能延缓肾功能恶化、具有肾保护作用的降血压药物。

高血压患者应限盐（＜3 g/d）；有水钠潴留容量依赖性高血压患者可选用噻嗪类利尿药。对肾素依赖性高血压则首选血管紧张素转换酶抑制剂（ACEI）或血管紧张素Ⅱ受体阻滞剂。此外钙通道阻滞剂、β-受体阻滞剂、α-受体阻滞剂也可选用。高血压难以控制时可选用不同类型降压药联合应用。

近年研究证实，ACEI 除具有降低血压作用外，还有减少尿蛋白和延缓肾功能恶化的肾保护作用，故 ACEI 可作为慢性肾炎患者控制高血压的首选药物。肾功能不全患者应用 ACEI 要防止高血钾，血肌酐＞350μmol/L 的非透析治疗患者不宜再使用，注意少数患者应用 ACEI 干咳的不良反应。血管紧张素Ⅱ受体阻滞剂具有与 ACEI 相似的肾保护作用和减少尿蛋白作用，但不引起持续性干咳。

（三）糖皮质激素和细胞毒性药物

鉴于慢性肾炎为一临床综合征，其病因、病理类型及其程度、临床表现和肾功能等变异较大，故此类药物是否应用应区别对待，在肾活检明确病理类型后谨慎应用。还可选择中药雷公藤总苷片，但应注意该药可以引起血白细胞减少及肝功能损害，女性患者长期服用可导致月经周期紊乱甚至闭经。

（四）避免加重肾损害的因素

感染、劳累、妊娠及应用肾毒性药物（如氨基糖苷类抗生素、含马兜铃酸的中草药等），均可能加重肾脏损害，导致肾功能恶化，应予以避免。

七、预后

慢性肾炎病情迁延，病变呈进行性发展，最终出现慢性肾衰竭。病变进展速度个体差异很大，病理类型为重要因素，但防止各种危险因素、正确制定延缓肾功能损害进展的措施同样具有重要意义。

第四节　隐匿型肾小球肾炎

隐匿型肾小球肾炎也称为无症状性血尿或（和）蛋白尿，患者无水肿、高血压及肾功能损害，而仅表现为蛋白尿或（和）肾小球性血尿的一组肾小球病。

本组疾病由多种病理类型的原发性肾小球病所致，但病理改变多较轻，如可见于轻微病变性肾小球肾炎（肾小球中仅有节段性系膜细胞及基质增生）、轻度系膜增生性肾小球肾炎和局灶性节段性肾小球肾炎（局灶性肾小球病，病变肾小球内节段性内皮及系膜细胞增生）等病理类型。根据免疫病理表现，又可将系膜增生性肾小球肾炎分为 IgA 肾病和非 IgA 系膜增生性肾小球肾炎。

对单纯性血尿患者（仅有血尿而无蛋白尿），需做相差显微镜尿红细胞形态检查和（或）尿红细胞容积分布曲线测定，以鉴别血尿来源。此外，应除外由于尿路疾病（如尿路结石、肿瘤或炎症）所致血尿，确属肾小球源性血尿，又无水肿、高血压及肾功能减退时，即应考虑此病。以反复发作的单纯性血尿为表现者多为 IgA 肾病。诊断本病前还必须小心除外其他肾小球病的可能，如系统性疾病（狼疮肾炎、过敏性紫癜肾炎）、Alport 综合征早期和薄基膜肾病及非典型的急性肾炎恢复期等。应依据临床表现、家族史和实验室检查予以鉴别，必要时需依赖肾活检方能确诊。

对无症状蛋白尿患者，需做尿蛋白定量和尿蛋白电泳以区分蛋白尿性质，并详细做离心后尿沉渣镜检，必要时应做尿本周蛋白检查或尿蛋白免疫电泳。只有确诊肾小球性蛋白尿，且患者无水肿、高血压及肾功能减退时，才能考虑本病诊断。在做出诊断前还必须排除功能性蛋白尿（仅发生于剧烈运动、发热或寒冷时）、体位性蛋白尿（见于青少年，直立时脊柱前凸所致，卧床后蛋白尿消失）等生理性蛋白尿，也需小心排除其他原发性或继发性肾小球病的早期或恢复期，必要时需肾活检确诊。

尿蛋白定量低于 1.0 g/d，以白蛋白为主，而无血尿者，称为单纯性蛋白尿。一般预后良好，很少发生肾功能损害。但尿蛋白量在 1.0～3.0 g/d 者，虽尚无水肿、高血压及肾功能损害的临床表现，但肾活检常显示病理改变并不轻，临床呈慢性肾炎转归的可能性很大。

隐匿型肾小球肾炎无特殊疗法，但应采取以下措施：①对患者应定期（每 3～6 个月 1 次）检查，监测尿沉渣、肾功能和血压的变化，女性患者在妊娠前及其过程中更需加强监测。②保护肾功能，避免肾损伤的因素。③对反复发作的慢性扁桃体炎与血尿、蛋白尿发作密切相关者，可待急性期过后行扁桃体摘除术。隐匿型肾小球肾炎可长期迁延，也可呈间歇性或时轻时重。大多数患者的肾功能可长期维持正常，仅少数患者疾病转归可表现为自动痊愈或尿蛋白渐多、出现水肿和肾功能减退而转成慢性肾炎。

第四章　肾衰竭

第一节　急性肾衰竭

急性肾衰竭（acute renal failure，ARF）是指由于肾脏自身和（或）肾外各种原因引起的双肾的排泄功能在短期内迅速减退的一组临床综合征。随着病情急剧进展，多伴有少尿或无尿，以致体内代谢产物蓄积、水电解质失衡，并引起相应的临床表现和血生化改变。

一、病因病理

1.病因

急性肾衰竭的常见病因可分为肾前性、肾实质性和肾后性 3 大类。

（1）肾前性：急性肾衰竭系指由于各种肾前因素引起血管内有效循环血容量急剧降低，致使肾血流量不足，肾小球滤过率显著降低所导致的急性肾衰竭。肾前性急性肾衰竭的常见原因可分为血容量减少（如脱水、失血）、心力衰竭、心排血量不足或细胞外液分布异常（如低蛋白血症、大量腹腔积液），最终可发展为肾性肾功能衰竭。

（2）肾实质性：急性肾衰竭系指各种肾实质病变所导致的肾衰竭，或由于肾前性肾衰竭不能及时去除病因，病情进一步发展所致。常见于以下原因。

①肾小球疾病：见于急性肾炎、急进性肾炎、溶血尿毒综合征、狼疮性肾炎等。

②肾小管疾病：急性肾衰竭以急性肾小管坏死最多见，由肾缺血及肾毒性物质如氨基糖苷类、造影剂、重金属、有机溶剂、某些中草药等所致。

③肾间质疾病：由于感染性或过敏性疾病所致，或由于淋巴瘤、白血病等蔓延侵及肾间质所致。

④肾血管性疾病：见于各种原发性或继发性肾小血管炎，肾动脉、肾静脉血栓形成，败血症引起的弥漫性血管内凝血等。

（3）肾后性：急性肾衰竭系指由于肾集合小管和肾以下泌尿系梗阻导致其上方的压力增高，引起的急性肾衰竭，可见于结石、感染、肿瘤、畸形、外伤等。

2.发病机制

本病的发病机制尚未完全阐明，目前研究大多着重于肾缺血和（或）肾中毒引起肾小管损伤学说。其主要发病机制：

①肾小管损伤：当肾小管急性严重损伤时，由于肾小管阻塞和肾小管基膜断裂引起肾小管内液反漏入间质，从而引起急性肾小管上皮细胞变性、坏死，肾间质水肿，肾小管阻塞，肾小球有效滤过率降低。

②肾小管上皮细胞代谢障碍：肾小管上皮细胞的损伤及代谢障碍，导致肾小管上皮细胞坏死。

③肾血流动力学变化：肾缺血和肾毒素的作用致使血管活性物质释放，引起肾血流动力学变化，导致肾血液灌注量减少，肾小球滤过率下降而致急性肾衰竭。

④缺血再灌注损伤：实验证实肾缺血再灌注损伤主要为氧自由基及细胞内钙含量超负荷，使肾小管上皮细胞内膜脂质过氧化增强，导致细胞功能紊乱，以致细胞死亡。

二、临床表现

根据尿量减少与否，急性肾衰竭可分为少尿型和非少尿型。急性肾衰竭伴有少尿或无尿表现者称为少尿型。非少尿型系指尿素氮、血肌酐迅速升高，肌酐清除率迅速降低，而不伴有少尿的表现。临床常见少尿型肾衰竭，其临床过程可分为三期。

（一）少尿期

少尿期一般持续1～2周，长者可达4～6周，持续时间越长，肾损害越重。持续少尿>15 d，或无尿>10 d者，预后不良。少尿期的系统症状有以下几点。

（1）水钠潴留：患者可表现为全身水肿、高血压、心力衰竭、肺水肿、脑水肿，可伴有稀释性低钠血症，血钠值<125 mmol/L。

（2）电解质紊乱：常见高钾、低钠、低钙、高镁、高磷和低氯血症。

（3）代谢性酸中毒：表现为恶心、呕吐、疲倦、嗜睡、呼吸深大、食欲不振甚至昏迷，血 pH 降低。

（4）尿毒症：因肾排泄障碍，使各种毒性物质在体内积聚所致。可出现全身各系统的症状，其严重程度与血中尿素氮及肌酐增高的浓度相一致。

①消化系统：表现为食欲不振、恶心、呕吐、腹胀、腹泻，严重者可伴发消化道出血或黄疸，消化道出血可加重氮质血症，严重者可致死。

②心血管系统：主要因水钠潴留所致，表现为高血压和心力衰竭，还可发生心律失常、心包炎等。

③血液系统：ARF 常伴有正细胞正色素性贫血，贫血随肾功能恶化而加重，系由于红细胞生成减少、血管外溶血、血液稀释和消化道出血等原因所致。出血倾向（牙龈出血、鼻出血、皮肤瘀点及消化道出血）多因血小板减少、血小板功能异常和 DIC 引起。急性肾衰竭早期白细胞总数常增高，中性粒细胞比例也增高。

（5）感染：感染是 ARF 最为常见的并发症，以呼吸道和尿路感染多见，致病菌以金黄色葡萄球菌和革兰氏阴性杆菌最多见，ARF 患者任何部位感染都易发生败血症。

（6）皮肤改变：皮肤干燥伴水肿，多汗部位常有尿素结晶析出，呼气带尿臭气味。

（二）多尿期

当 ARF 患者尿量逐渐增多，全身水肿减轻，24 h 尿量达 4 000 mL 以上时，即为多尿期。一般持续 1～2 周（长者可达 1 个月），此期由于大量排尿，可出现脱水、低钠和低钾血症，仍有生命危险。故多尿期严密检测血压、电解质等是十分必要的。

（三）恢复期

多尿期后肾功能改善，尿量逐渐恢复正常，尿素氮、血清肌酐逐渐恢复正常，但仍有不同程度肾功能的损害，患者表现为虚弱无力、消瘦、营养不良、贫血、皮肤脱屑等。经 3～5 个月才能恢复正常，部分患者发展为慢性肾衰竭，少数患者遗留不可逆的肾功能损害。药物所致的急性肾小管坏死为非少尿型急性肾衰竭，临床表现较少尿型急性肾衰竭症状轻、并发症少、病死率低。

三、实验室检查

（一）尿液检查

（1）尿量变化：少尿型 ARF 患者<400 mL/24 h，完全无尿提示双侧完全性尿路梗阻，双侧肾动脉栓塞或肾皮质坏死等。

（2）尿沉渣检查：可见肾小管上皮细胞、上皮细胞管型和颗粒管型及少许红细胞、白细胞等。

（3）尿比重：肾前性氮质血症时，尿比重>1.025；少尿而尿比重<1.015多见于急性肾小管坏死；急性肾小球肾炎所致肾衰，尿比重可达 1.015。

（4）尿渗透浓度：主要反映肾浓缩功能，肾前性氮质血症时尿渗透浓度>500 mOsm/L，急性肾小管坏死时常<350 mOsm/L。

（5）尿肌酐及尿素氮测定：ARF 时排泄量减少，尿肌酐排泄多<1 g/d（正常值>1 g/d），尿中尿素氮排泄<6 g/d（正常值>6 g/d）。

（6）尿钠：肾前性氮质血症时，尿钠显著减少常<20 mmol/L，而急性肾小管坏死时，肾小管重吸收钠障碍，尿钠排出增多，尿钠常>40 mmol/L。

（二）血清生化检查

（1）电解质：在 ARF 时血清出现"三高三低"，即钾、镁、磷逐渐升高，而钙、钠、氯降低。

（2）肌酐、尿素氮：ARF 时肌酐、尿素氮升高，可作为监测病情指标之一。

（三）肾影像学检查

（1）腹平片：可了解肾脏的大小、形态。固缩肾提示有慢性肾脏疾病，两侧肾脏不对称要考虑一侧梗阻或血管疾病。

（2）超声检查：了解肾脏大小、形态、血流及输尿管、膀胱有无梗阻，对诊断有无尿路梗阻的敏感性、准确性均较高。

（3）逆行性和下行性肾盂造影：主要用于了解有无尿路梗阻。

（4）放射性核素检查：可了解肾血流量、肾小球、肾小管功能。

（5）血管造影：可了解肾血管病变，适用于怀疑肾动脉或静脉栓塞的病例。

（6）CT、磁共振：可提供可靠的影像学诊断，但检查费用昂贵。

（四）肾活检

对于原因不明的 ARF，肾活检是可靠的诊断手段，可帮助诊断和评估预后。

四、诊断和鉴别诊断

（一）诊断依据

（1）尿量显著减少：出现少尿（每日尿量<250 mL/m²）或无尿（每日尿量<50 mL/m²）。

（2）氮质血症：血清肌酐≥176μmol/L，BUN≥15 mmol/L，或每日血清肌酐增加≥44μmol/L 或 BUN≥3.57 mmol/L，有条件时测肾小球滤过率（如内生肌酐清除率），常每分钟≤30 mL/1.73 m²。

（3）有酸中毒、水电解质紊乱等表现。无尿量减少为非少尿性 ARF。

（二）临床分期

如前所述。

（三）病因诊断

1.肾前性和肾实质性 ARF

（1）尿沉淀物检查：功能性急性肾衰竭时往往只出现透明和细小颗粒管型，而器质性急性肾衰竭时则出现上皮细胞管型、变性细胞管型和大量粗颗粒细胞管型，还可出现大量游离的肾小管上皮细胞。

（2）尿液-血浆渗透压的比值：功能性急性肾衰竭时尿渗透压正常或偏高（>600mOsm/L），尿液-血浆渗透压比值>2：1，而器质性急性肾衰时尿渗透压接近血浆渗透压［300 mOsm/（L·H₂O）］，两者比值<1：1。

（3）尿钠浓度：功能性急性肾衰时，尿钠的再吸收机能未破坏，因而钠得以保留，尿钠浓度<20mN/L。器质性急性肾衰时钠的再吸收降低，使尿钠上升常超过 40mN/L。

（4）尿液-血浆肌酐比值：功能性急性肾衰时尿浓度机能尚未破坏，故尿液-血浆肌酐比值常>40：1。器质性急性肾衰时肾小管变性坏死。尿浓度机能被破坏，尿液-血浆肌酐比值常＜10∶1。

（5）尿素氮-肌酐比值：功能性急性肾衰时肾小管内流速下降，肾小管对滤过的尿素重吸收增加，而肌酐的排泄保持恒定不变，因此，尿素氮-肌酐比值＜20∶1，器质性急性肾衰时两者比值常为10∶1。

（6）一小时酚红排泄试验：用常规方法作酚红试验，但仅收集1 h的尿液标本，用生理盐水冲洗膀胱以减少残尿造成的误差。酚红的排泄需要有足够的肾血流量和肾小管的分泌功能，因此排泄量极微时常表示有器质性急性肾衰竭，如酚红排泄量在5%以上，则可能存在功能性急性肾衰竭，而肾小管功能未全受损。

2.肾后性 ARF

泌尿系统影像学检查有助于发现导致尿路梗阻的原因。

五、治疗

治疗原则是去除病因和积极治疗原发病，减轻症状，改善肾功能，防止并发症的发生。

1.少尿期的治疗

（1）去除病因和治疗原发病，肾前性 ARF 应注意及时纠正全身循环血流动力障碍，包括补液、输注血浆和白蛋白、控制感染等，避免接触肾毒性物质，严格掌握肾毒性抗生素的用药指征，-并根据肾功能调节用药剂量，密切监测尿量和肾功能变化。

（2）饮食和营养：应选择高糖、低蛋白、富含维生素的食物，尽可能供给足够的能量。供给热量210～250 J/（kg・d）、蛋白质0.5 g/（kg・d），应选择优质动物蛋白，脂肪占总热量的30%～40%。

（3）控制水和钠的摄入：坚持量入为出的原则，严格限制水、钠摄入，有透析支持则可适当放宽液体入量，每日液体量：尿量+显性失水（呕吐、大便、引流量）+不显性失水-内生水。无发热患儿每日不显性失水为300 mL/m^2，体温每升高1℃，不显性失水增加75 mL/m^2，内生水在非高分解代谢状态为250～350 mL/m^2，所用液体均为非电解质液，髓袢利尿剂（呋塞米）对少尿型 ARF 可短期试用。

（4）纠正代谢性酸中毒：轻、中度代谢性酸中毒一般无须处理。当血浆 HCO$_3^-$＜12

mmol/L 或动脉血 pH<7.2，可补充 5%碳酸氢钠 5 mL/kg，提高 CO_2-CP 5 mmol/L，纠酸时宜注意防治低钙性抽搐。

（5）纠正电解质紊乱：包括高钾血症、低钠血症、低钙血症和高磷血症的处理。

（6）透析治疗：凡上述保守治疗无效者，均应尽早进行透析。透析的指征：①严重水潴留，有肺水肿、脑水肿的倾向。②血钾持续或反复超过 6.5 mmol/L。③BUN>28.6 mmol/L，或血浆肌酐>707.2μmol/L。④严重的难以纠正的酸中毒。⑤药物或毒物中毒，该物质又能被透析去除。在儿童尤其是婴幼儿以腹膜透析为常用。

2.多尿期的治疗

（1）维持水的平衡：患者在少尿期内大多处于程序不同的水过多状态，因此随着多尿期的到来，让其自行排出过量的水分，以达到新的平衡。液体的补充应按尿量的 1/3～2/3 即可，若按尿量等量补充，将使多尿期延长。

（2）维持电解质平衡：随着水分的排出，必有大量电解质的丢失，因此必须及时补充。一般每升尿需补充生理盐水 500 mL，24 h 尿量超过 1 500 mL 时应酌情补充钾盐。

（3）防治感染：此期患者往往十分虚弱，抵抗力极低，容易发生感染，必须积极予以防治。

（4）加强营养：逐渐增加高质量的蛋白质摄入，贫血严重者可输血。

3.康复期的治疗

由于急性肾衰竭后蛋白质的负平衡相当严重，故此期主要的治疗方针是积极补充营养，给予高蛋白、高糖、高维生素饮食。此外，应逐步增加活动量，以促进全身各器官功能的恢复。肾功能的恢复常需一年以上。

六、预防与护理

（一）预防

（1）积极治疗原发病，控制和消除诱发因素。

（2）对于有肾脏疾病的患者，应尽量避免使用具有肾毒性的中西药物。

（二）护理

（1）保证足够的热量。

（2）少尿期应严格纪录 24 h 出入量，量入为出，注意防治高血钾及酸中毒，多尿期则须防止脱水及低血钾。

七、预后

随着透析的广泛开展，ARF 的病死率已有明显降低。预后与原发病性质、肾脏损害的程度、少尿持续时间长短等相关，并且与早期诊断和早期治疗与否、透析与否和有无并发症等有直接关系。

第二节　慢性肾衰竭

慢性肾衰竭（chronic renal failure，CRF）简称慢性肾衰，是由于多种慢性肾脏疾病造成肾单位严重破坏，致使肾脏排泄调节功能和内分泌代谢功能严重受损而造成水与电解质、酸碱平衡紊乱出现一系列症状、体征和并发症。由于本病是肾脏病变长期逐步发展的结果，故多为不可逆性的，预后差。我国的发病率在万分之三左右。

一、病因病理

1.病因

常见的诱发与加重因素：

①感染：泌尿系统或其他部位的感染。

②血容量的改变：呕吐、腹泻、失血以及手术和创伤等因素，导致血容量减少，可加重肾衰。

③肾毒性药物：在原发性肾脏疾病的基础上，使用具有肾毒性的药物，可使肾损害加重。

2.发病机制

（1）健存肾单位学说：肾实质疾病导致相当数量。肾单位破坏，残余的肾单位为了代偿，必须增加工作量，以维持机体正常的需要。因而，每一个"健存"的肾单位发生代偿性肥大，肾小球滤过功能和肾小管处理滤液的功能增强。但如肾实质损坏继续进行，"健存"肾单位越来越少，终于到了即使倾尽全力，也不能达到人体代谢的最低要求时，就出现肾衰竭的临床表现。

（2）矫枉失衡学说：慢性肾衰时，某些代谢产物在体内蓄积，某些物质的分泌增加，引起机体的失衡现象。如肾小球滤过率下降、肾小球重吸收及浓缩功能障碍，致酸碱失衡及电解质紊乱，代谢性酸中毒，低钠，低钾血症，高磷、低钙血症等。

（3）肾小球过度滤过学说：慢性肾衰时，残存的肾单位出现过度滤过的血流动力学变化，除使残存的肾单位增生外，还可使系膜细胞过度负荷而增生，肾小球上皮细胞呈透明样变性，导致发生肾小球毛细血管闭塞和肾小球硬化，肾小管间质损害，最终肾衰竭而死亡。

（4）毒素学说：慢性肾衰时，肾排泄功能减退，尿毒素在体内潴留，可引起尿毒症的各种中毒症状。

（5）肾小球代偿性增生：在代偿性肾脏增大的动物的血和尿中存在着促进肾脏增生的物质，称为"促肾脏增生因子"，可能由肾外组织产生而由肾脏排出，它能促进肾脏合成蛋白质、DNA和磷脂。另外，高蛋白饮食能增加肾脏排氮功能，使肾脏增生肥大。

二、临床表现

（一）一般症状

通常有疲乏、失眠、头痛、纳差、烦渴、恶心、苍白、轻度面肿、多尿或生长障碍等症状，其中多饮、多尿和夜尿可能是最早的唯一症状。

（二）水、电解质紊乱及酸中毒

慢性肾衰进展过程中，早期通过肾脏适应性调节机制，可不发生水、电解质的平衡失调现象。当发展至终末期肾衰时，肾适应调节机制随病情的进展而日益减少则引起水钠潴留，出现水肿、高血压，甚至出现心力衰竭；电解质紊乱常见低钠血症、低钾血症、低钙血症、高镁血症和高磷血症。除终末期外，一般罕见明显高钾血症。

（三）心血管系统症状

（1）高血压：在肾血管疾病如肾动脉狭窄、结节性多动脉炎、肾实质病变均可出现高血压。

（2）心力衰竭：慢性肾衰的末期可出现心力衰竭。

（3）心包炎：出现胸痛，胸骨后压迫感，可闻及心包摩擦音。

（4）尿毒症性心肌病：肾衰竭时，心肌功能减弱，但一般情况下症状可不明显。

（四）消化系统症状

胃肠道症状是尿毒症最早最突出的表现。由于肠道中细菌的尿毒酶将尿素分解为氮，刺激胃肠道黏膜而引起恶心、呕吐及顽固性呃逆，晚期可出现腹泻等。

（五）造血系统症状

出现贫血、出血等征象。

（六）神经系统症状

主要表现为精神不安，疲乏、集中力减低，神经肌肉应激性增加，痉挛和抽搐，昏迷。周围神经病变：主要为感觉和运动功能障碍，感觉异常表现为烧灼感、疼痛和麻木等。

（七）骨骼系统症状

骨营养障碍、肾性佝偻病、骨质疏松、病理性骨折等。

（八）皮肤症状

由于尿胆素原的滞留，色素沉着于皮肤，加之贫血，故形成一种既苍白又带褐色的特殊面容。另外皮肤瘙痒是尿毒症的常见症状。

（九）呼吸系统症状

重度代谢性酸中毒时可有呼吸深长；另外可发生尿毒症肺炎，肺部可闻及啰音，并且可合并胸腔积液。

（十）免疫功能低下

易继发感染，是造成慢性肾衰加剧的主要因素。

三、实验室检查

（一）尿检查

尿比重固定在 1.010 左右，尿中有不等量的蛋白、红细胞、白细胞及管型等。

（二）血液检查

呈正细胞正色素性贫血，血小板及白细胞计数一般正常，但出血、凝血时间延长。

（三）血生化检查

尿素氮、肌酐增高，二氧化碳结合力降低，血钠、血钙一般低下，血钾、血磷可高可低。

（四）肾功能检查

尿稀释浓缩功能下降、肌酐清除率明显下降。

（五）X 线检查

（1）胸片可见心影扩大及循环充血表现，如左室扩大、肺水肿和胸膜渗出。

（2）肱骨、膝、腕关节照片可见脱钙、骨小梁变粗、斑状浸润、骨皮质变薄，呈佝偻病样改变；骨龄落后，灶性骨硬化、骨变形，严重者可有骨骺分离。

（六）骨密度测定

骨密度降低比 X 线骨改变出现早。

四、诊断与鉴别诊断

慢性肾衰的临床表现虽为多样化，但诊断主要依据是：①起病缓慢，有疲乏无力、头痛、食欲不振、恶心、呕吐、多尿、夜尿或少尿及皮肤瘙痒等症状。②高血压、眼底改变、心力衰竭。③贫血、氮质血症、酸中毒、高血磷、低血钙，晚期可有高血钾。④尿比重低且固定，轻度蛋白尿，少量红、白细胞及管型。⑤既往有慢性肾疾患病史。

由于慢性肾衰的临床表现涉及各系统且呈现多样化，常易误诊为其他相应系统的疾病，应予警惕。凡遇有以贫血、高血压及胃肠道症状就诊者，应警惕有无慢性肾衰，尿检查和肾功能检查可助诊断。以少尿为主诉者，应注意与急性肾衰相鉴别。病史短，无明显贫血，超声检查肾脏不缩小为急性肾衰的特点，可与慢性肾衰相鉴别。鉴别困难时应作肾活检病理检查。对慢性肾衰还必须做出病因诊断，以利于对原发病的治疗。

五、治疗

慢性肾衰时保守治疗的原则是尽可能明确病因，祛除诱因，治疗内环境的紊乱及其合并症，尽可能保护残存肾单位的功能。

1.去除病因，治疗原发病

其中最主要的是治疗感染、血容量下降及尿路梗阻。抗感染时应尽力避免使用肾毒抗菌药物。

2.饮食疗法

慢性肾衰的患者，既要保证营养需要，又要不加重肾脏的负担。一般来说，若肾功能保持在50%以上，则可不必限制饮食；若肾功能低于正常的50%则应重视饮食调整。

（1）蛋白质：当肾小球滤过率降至25 mL/min 或血中尿素氮达到35.7 mmol（100 mg/dL）以上或临床已有尿毒症症状时则必须限制蛋白质的摄入量，但过严限制则体内蛋白质分解，也可增加肾脏氮质负荷，蛋白质的限制应根据患者临床症状及肾功能减退程度而定。一般估计以中等程度的肾衰竭，供给蛋白质 1～2 g/（kg·d），使尿素氮＜35.7 mmol/L（100mg/dL），严重病例只给予蛋白质 0.6～1.0 g/（kg·d）。宜用高生物价的蛋白质如鸡蛋、牛奶、瘦肉、鱼肉等，应尽量少吃植物蛋白如豆制品等，因其含必需氨基酸少。

（2）磷的限制：当肾小球滤过率＜15 mL/min 时，血磷即升高。此时应将食物中磷的供给限制在200～500 mg/d，并口服氢氧化铝50～150 mg/（kg·d），或服10%氢氧化铝凝胶 0.5～1.5 mL/（kg·d），使血磷维持在正常水平后，只需补充维生素D及钙。

（3）其他营养素：慢性肾衰时应补充维生素B、维生素C、维生素D，其中维生素D一般需 2 000～2 500 U/d 以上，可根据骨病及血钙、磷水平调整。慢性肾衰时亦需注意微量元素锌的补充，以更好发挥维生素D对肠道钙的吸收作用。

3.必需氨基酸疗法

慢性肾衰时血浆必需氨基酸减少，非必需氨基酸增多。白蛋白及球蛋白缺乏，出现低蛋白血症、营养不良及免疫功能低下，易并发感染。必需氨基酸疗法配合低蛋白饮食，可利用非蛋白氮合成蛋白质，降低氮质血症，维持正氮平衡，纠正高磷血症。应用必需氨基酸疗法，必须严格限制蛋白质摄入量，同时保证每日足够热卡。一般口服必需氨基酸制剂，每次 14.5 g，每日 4 次；或静脉滴注必需氨基酸注射液 $0.2\sim0.3$ g/（kg·d），$15\sim20$ d 为一疗程。

4.纠正水、电解质紊乱及酸中毒

慢性肾衰存在水肿、心功能不全或高血压时，应限制水、钠摄入。如二氧化碳结合力＜13.5mmol/L 时，应在严格限制钠、水情况下纠正酸中毒，多使用 3.64%氨基丁三醇 THAM，以免摄入量过多使浮肿加重。

5.减少含氮代谢产物的潴留

（1）氧化淀粉：口服后在肠道可吸附尿素氮与钾，使尿素氮下降约 30%，患者从小剂量开始，逐渐增加药量至 $20\sim30$ g/d。

（2）氧化纤维素：口服后可在肠道吸附尿素和氨。具体应用时，应将氧化纤维素冷藏，以水浸泡 1 d 后服用，干重 60 g 相当于浸湿重 100 g。成人自 40 g 干重量开始，每周增加 10 g，儿童剂量酌减。

（3）角豆树籽树胶：是一种果糖多聚物，口服在胃肠道不被消化，对尿素、氨、肌酐、尿酸及磷、氯、钠等具有相当的吸附能力，而对钾、镁、钙的吸附作用甚少。成人 $25\sim50$ g/d，可连服数月，服用时应加棉籽油。

6.肾性骨病的治疗

（1）降磷：口服氢氧化铝。

（2）补钙：口服乳酸钙。有低钙抽搐者，可静脉滴注葡萄糖酸钙。

（3）补充维生素 D：当血肌酐＞353.6 mmol/L（4 mg/dL）时，给予维生素 D 5 000 U/（m^2·d），有时可多达 50 000 U/d。使用 1, 25-（OH）$_2$D30.7$\sim$2.7 mg/d，口服或肌内注

射，疗效更显著。

（4）甲状旁腺次全切除术：已发生纤维性骨炎或转移性钙化者，应做甲状旁腺次全切除术，而儿科多认为不需做此手术。

7.扩容利尿疗法

由于呕吐、腹泻、低钠、消化道失血所致血容量不足，常使肾功能进一步恶化，应采取扩容利尿疗法，可用 10%低分子右旋糖酐每次 10 mL/kg 静脉滴注，滴注完毕后静注呋塞米每次 1~2 mg/kg。常可使尿量增多、肾功能改善。

8.贫血的治疗

首先补给造血原料，如优质蛋白饮食，必需的氨基酸、铁剂、叶酸等均对长期摄入量不足所致贫血治疗有效。应用重组红细胞生成素（rHuEP0）50~150 µg/kg，每周 2~3 次，至血细胞比容达到预期指标（HCT 30%~35%）后减量维持。如血色素＜60 g/L，则需小量多次输血或输注洗涤红细胞。

9.高血压的治疗

伴有高血压者一般应降压、利尿，限制水、钠等综合措施治疗后血压多可控制。降压药仍选用以不减少肾血流量的药物为宜，否则易导致肾功能恶化。

10.透析疗法

无可逆因素的慢性肾衰者，经非透析疗法治疗无效时，应采取透析疗法或肾移植术。儿童患者多采用连续性不卧床腹膜透析治疗（CAPD）。

11.肾移植术

凡慢性肾衰患者进行透析治疗过程中，只要有合适的供肾，均可考虑作肾移植术。

六、预防与护理

（1）预防感冒和感染：家庭居室要清洁、卫生、通风，房间温湿度要适宜。

（2）保持情绪稳定，限制剧烈活动，减少患者的焦躁不安，保证睡眠充足。

（3）仔细记录每天液体出入量，每日定时测量血压，以了解有无水钠潴留、脱水等情况。

（4）饮食起居要有规律，养成每天定时排便的习惯，有利于排出代谢物、毒素等。

七、预后

慢性肾衰患者的病程长短不一，与原发病及诱因有关。如原发病进展迅速，患者可于数月内死亡；如原发病不进展而治疗恰当，患者可存活相当长时间。但是，即使有良好的保守疗法一旦出现尿毒症的症状而又无诱因可查，应尽早开展透析治疗，否则只能存活较短时间。

第五章　自身免疫性疾病的肾脏损害

第一节　过敏性紫癜性肾炎

一、概述

过敏性紫癜（Henoch-Schonlein purpura，HSP）是一种由循环 IgA 免疫复合物介导的，临床上以皮肤紫癜、腹痛、关节痛和肾炎为特征的系统性小血管炎，半数过敏性紫癜累及肾脏，即过敏性紫癜性肾炎（Henoch-Schonlein purpura nephritis，HSPN），简称紫癜性肾炎。90%以上紫癜性肾炎发生在儿童或青少年中，居儿童继发性肾脏病首位；在成人继发性肾脏病中仅次于狼疮性肾炎。男女发病比例为（1.2～1.8）∶1。过敏性紫癜在秋冬季和春季多发。约 1/3 患者有细菌、病毒等前驱感染史，约 1/4 患者发病前有鱼、虾、药物等过敏史。绝大多数紫癜性肾炎患者预后良好，仅少数病情反复迁延，进展至终末期肾功能衰竭。

二、临床表现及诊断

1.肾外表现

（1）皮肤紫癜：皮肤紫癜是本病最常见且诊断必备的症状，本病绝大多数以皮肤紫癜首发。典型者表现为稍可触及的出血性斑点，压之不褪色，可融合成片，有痒感，常对称分布于踝部、下肢、前臂伸侧，也可发生于臀部、躯干及皮肤受压区域，偶见于耳、鼻、外生殖器。一般持续数天后逐渐消退，也可反复成批再现。皮肤活检为白细胞碎裂性血管炎，免疫荧光检查可见毛细血管壁上有 IgA 及 C3 沉积。

（2）关节症状：1/3～2/3 的患者有关节炎或关节痛，多发生于膝、踝关节，少数可累及髋关节、上肢关节。表现为关节周围触痛、肿胀和活动受限，但无红、热及关节腔积液表现，常为一过性或游走性，一般在 8 周内缓解，无关节变形或融合等后遗症。

（3）胃肠道症状

50%～75%患者可有胃肠道症状，儿童较成人常见，轻者表现为腹痛、恶心、呕吐和一过性肠麻痹，严重者可并发消化道出血（如呕血、黑便）、肠坏死、肠套叠，甚至肠穿孔。腹痛以不固定位绞痛多见，查体可有腹部压痛，无反跳痛。罕见胃肠道表现为急性胰腺炎、胆囊炎和蛋白丢失性肠病。5%～35%患者以腹痛为首发症状，易误诊为外科急腹症，应注意鉴别。

（4）其他系统表现：过敏性紫癜还可有神经系统、肺、生殖系统、心肌炎等症状，多见于儿童患者。

2.肾脏受累表现

过敏性紫癜肾脏受累率达20%～100%。肾脏症状可见于疾病的任何时期，绝大多在皮疹出现后4周内出现，少数可在皮疹数月至几年后才出现。极少数患者先出现镜下血尿，以后才出现皮疹等症状，须与IgA肾病鉴别。紫癜性肾炎临床表现多样，以镜下血尿最为常见，肉眼血尿发生率约20%，几乎所有儿童患者病初均有镜下血尿，可持续或间歇出现，且在感染或紫癜发作后加剧，多数患者伴有不同程度的蛋白尿，少部分表现为孤立性蛋白尿，蛋白尿定量大多低于2 g/24 h。近50%患者表现为肾病综合征，出现水肿、血尿，可伴高血压和血清肌酐升高。少数表现为急性肾炎综合征或急进性肾炎综合征等。成人紫癜性肾炎临床表现较儿童患者重，高血压、肉眼血尿和肾功能不全的比例高于儿童。偶有少数紫癜性肾炎可因红细胞管型堵塞肾小管，导致急性肾功能衰竭。

3.临床分型

紫癜性肾炎根据临床表现可分为5型。

（1）轻型

表现为无症状性血尿、蛋白尿，无水肿、高血压或肾功能损害。病理上多属轻微异常或局灶性节段性改变，预后良好。

（2）急性肾炎综合征型

起病急，仅少数同时具备血尿、水肿和高血压三大症状，绝大多数只有血尿和蛋白尿。

组织学变化多属局灶性或弥漫性增生性肾炎。

（3）肾病综合征型

具有典型肾病综合征表现，常伴有肾功能减退。病理变化呈弥漫性增生性肾炎，伴有不同程度新月体形成，预后差。

（4）急进性肾炎型

起病急，早期即有少尿或无尿，氮质血症明显，肾功能进行性损害，如不及时处理短期内死于肾功能衰竭。病理检查＞50%肾小球新月体形成。此型少见，预后极差。

（5）慢性肾炎综合征型

起病缓慢，紫癜消退后肾损害持续存在，常伴不同程度的肾功能减退，以成人多见。病理变化呈弥漫性增殖性改变，可伴肾小球硬化或新月体形成，预后较差。

4.肾脏病理

紫癜性肾炎肾活检与 IgA 肾病相似，病理改变多样。光镜下表现为系膜增生性肾小球肾炎，可伴内皮细胞和上皮细胞增生，不同程度的新月体形成，系膜区炎性细胞浸润，肾小球纤维化，还可见局灶性肾小球坏死甚至硬化，间质可出现肾小管萎缩、间质炎性细胞浸润、间质纤维化等改变。免疫荧光可见 IgA、C3 和纤维蛋白原呈弥漫性颗粒状在系膜区和肾小球毛细血管襻沉积。电镜可见系膜细胞和基质细胞增生，系膜区和内皮下电子致密物沉积。

国际儿童肾脏病研究中心（international study of kidney diseases in children，ISKDC）将紫癜性肾炎的病理类型分为 6 级。

I级：肾小球轻微病变。

II级：单纯系膜增生。

III级：系膜增生伴＜50%肾小球新月体形成。

IV级：系膜增生伴 50%～70%肾小球新月体形成。

V级：系膜增生伴＞75%肾小球新月体形成。

VI级：膜增生性肾小球肾炎。

其中II～V级又根据系膜病变的范围程度分为局灶性和弥漫性。

5.实验室检查

紫癜性肾炎有 50%～70%的患者血清 IgA 水平升高，但血清 IgA 增高对本病诊断无特异性，因为在 IgA 肾病和狼疮性肾炎同样有血清 IgA 增高。有半数患者血清中可检测出 IgA 型抗磷脂抗体、IgA-AECA 和 ANCA 等，多数患者血沉增快。血清补体一般正常，约 1/2 患者血浆 C3 d 增加。部分患者血清冷球蛋白可升高。凝血功能正常，可与血液病所致的紫癜相鉴别。

6.诊断

紫癜性肾炎必须具备过敏性紫癜和肾脏受累的证据才能确诊。

美国风湿协会 1990 年制定的过敏性紫癜诊断标准包括：①可触及的皮肤紫癜；②发病年龄＜20 岁；③急腹痛；④活检显示小动脉或小静脉中性粒细胞浸润。符合以上 2 项或 2 项以上者，可诊断为过敏性紫癜，其敏感性为 87.1%，特异性为 87.7%。

2006 年欧洲提出了新的诊断标准：皮肤紫癜不伴血小板减少或凝血功能障碍，同时伴有以下一项或一项以上表现者：①弥漫性腹痛；②关节炎/关节痛；③组织活检显示以 IgA 为主的免疫复合物沉积。

紫癜性肾炎的诊断依赖于典型的临床表现，如皮肤紫癜，尿检异常，伴或不伴关节、胃肠道症状，组织学显示以 IgA 沉积为主的系膜增生性肾小球肾炎，通常不难诊断。但约 25%的患者肾脏受累表现轻微，须反复细致的尿常规检查才能明确肾脏受累。

三、治疗

本病尚无统一的治疗方案。因临床表现多样及病情严重程度不均一，治疗上强调个体化，应根据患者的临床表现、病理特点及肾功能受损情况等采取不同的治疗措施。

1.一般治疗

急性期应注意休息和保暖，维持水和电解质平衡。预防上呼吸道感染、清除慢性感染病灶（如慢性扁桃体炎、咽炎）、积极寻找并去除可能的过敏原（如药物、食物等）。重视对症治疗，水肿、大量蛋白尿者可给予限水、低盐、低蛋白饮食；血压升高者，应积极控制血压；腹痛者可给予阿托品或山莨菪碱治疗；消化道出血时应禁食，可用质子泵抑制剂；出现严重咯血、消化道大出血，可选用酚磺乙胺（止血敏）或卡巴克洛（安络血）治疗。

2.抗过敏治疗

常用抗组胺药物如氯苯那敏、赛庚啶、阿斯咪唑等，也可用葡萄糖酸钙和维生素 C 口服或静脉滴注治疗。

3.抗凝和抗血小板治疗

本病有纤维蛋白原沉积、PGI2-TXA2 失衡、血小板沉积及血管内凝血的表现，故近年来也选用抗凝联合抗血小板治疗，但尚缺乏统一意见。常用药物有肝素、尿激酶、双嘧达莫及华法林等。

4.激素与免疫抑制剂

目前认为激素不能预防过敏性紫癜累及肾脏，也不能缩短病程、阻止复发和改善预后，因此，单纯皮肤紫癜患者可不用激素，但对已经出现肾脏损害者应给予激素治疗。研究表明，激素有减轻紫癜性肾炎的蛋白尿、血尿，改善肾功能的作用。一般认为，临床表现为肾炎综合征、肾病综合征，伴或不伴肾功能损害，病理呈弥漫性增殖性改变者可用激素。伴有严重关节或消化道症状及肺出血者，可选择泼尼松口服，剂量为：儿童 $1 \sim 2$ mg/（kg·d），成人 $0.6 \sim 1.0$ mg/（kg·d），一般服用 4 周后减量。对临床表现为急进性肾炎、肾病综合征或肾活检显示大量新月体形成者，可先用甲泼尼龙 $15 \sim 30$ mg/（kg·d）（最大剂量不超过 1.0 g/d）加入 10%葡萄糖 250 mL 中，1 h 内静脉滴注，一般连续使用 3 d，冲击后应以泼尼松 $1 \sim 1.5$ mg/（kg·d）或间隔口服维持。但激素疗程不统一，一般为 $3 \sim 6$ 个月，对病情较重尤其反复复发者，在临床缓解后，泼尼松可隔天服用，并长时间维持治疗。

重症紫癜性肾炎单用糖皮质激素疗效不佳时，可加用环磷酰胺（CYC）间断静脉冲击疗法，$0.75 \sim 1.0$ g/m² 静脉滴注，每月 1 次，连续用 6 个月后，改为每 3 个月静脉滴注 1 次，总剂量一般不超过 8.0 g。注意监测血常规，调整 CYC 剂量。肾功能不全时，CYC 剂量应减半。在 CYC 冲击治疗后应充分水化、定时排尿，如有胃肠道症状给予对症处理。还应注意大剂量 CYC 对儿童患者的性腺毒性反应等并发症。还可选用新型免疫抑制剂吗替麦考酚酯（MMF），起始剂量为 $1.0\sim1.5$ g/d，一般治疗剂量为 $1.5\sim2.0$ g/d，可通过监测 MMF 血药浓度来调整其治疗剂量，以减少并发症。肾功能不全或严重肾病综合征者，更应严格控制血药浓度。连续应用 6 个月后，减量至 $1.0\sim1.5$ g/d。在治疗过程中如并发感染或白细胞减少，应减量或暂停使用。此外，硫唑嘌呤 $2\sim4$ mg/（kg·d），也可用于重型紫癜性肾炎的治疗。

5.雷公藤总苷

本药是从中药材雷公藤中提取精制而成的，有类似激素的作用而无激素的不良反应。可改善肾小球毛细血管壁的通透性，减轻肾组织病理变化，有效减轻并消除蛋白尿和尿红细胞。雷公藤总苷与激素联用或单独应用，适用于单纯蛋白尿、单纯血尿或血尿合并蛋白尿，肾活检病理显示没有新月体或毛细血管祥坏死的紫癜性肾炎患者。雷公藤总苷不仅能有效缓解皮肤紫癜或腹痛症状，还可降低紫癜性肾炎的复发率，因此，已经成为紫癜性肾炎的基本治疗药物。治疗剂量为 1 mg/（kg·d），分 $2\sim3$ 次口服，依据病情轻重及缓解情况总疗程 3 个月或 2 年以上。

6.其他治疗

研究显示，在激素和细胞毒性药物基础上联合血浆置换或单独应用血浆置换，可减轻肾损害，延缓肾功能衰竭进展的速度。临床表现为急进性肾炎，肾活检显示有＞50%新月体形成的紫癜性肾炎，可采取血浆置换，对过敏性紫癜伴肺出血或移植肾复发紫癜性肾炎患者也适用。对持续少尿或无尿而发生急性肾功能衰竭患者，主张早期行腹膜或血液透析。晚期肾功能衰竭病例，可行血液透析，择期行肾移植。

7.预后

本病预后与年龄、临床表现型别及肾脏组织学改变相关，一般认为儿童较年长儿及成人预后好。起病早期出现肾病综合征、高血压和进行性肾功能减退者预后较差。病理改变有大量新月体、间质纤维化和肾小管萎缩严重者，远期预后差。

第二节　血栓性微血管病肾脏损害

一、概述

血栓性微血管病（thrombotic microangiopathy，TMA）是一组以微血管病性溶血性贫血、血小板减少以及由于微循环中血小板血栓造成的器官受累为主要表现的急性临床综合征。肾脏损害时多引起急性肾功能衰竭。经典的血栓性微血管病主要包括溶血尿毒症综合征（hemolytic uremic syndrome，HUS）和血栓性血小板减少性紫癜（thrombotic thrombocytopenic purpura，TTP）。其他常见的血栓性微血管病变还包括恶性高血压、硬皮病肾危象、妊娠相关的肾脏损害等。尽管病因和发病机制多样，但最终均可导致血管内皮细胞损伤，诱发微血栓形成，是血栓性微血管病变发生的关键。与该病相关的致病因素包括细菌、外毒素和内毒素、抗体、免疫复合物、药物、病毒等。

二、临床表现及诊断

HUS与TTP同属TMA，临床表现极为相似，均可以溶血性贫血、血小板减少、急性肾功能衰竭、发热、中枢神经系统病变为主要表现。其区别为：HUS多发生于儿童，以肾脏损害为主；而TTP多发生于成人，其肾脏损害相对较轻而中枢神经系统损害较重。出现上述症状时应高度怀疑血栓性微血管病。

1.临床表现及症状体征

根据病因及典型的临床表现大致可分为以下几型：

（1）典型HUS

儿童常为此型，多与大肠杆菌（大肠埃希菌）O_{157}：H_7血清型感染有关，因此又称为D+HUS。常有前驱症状，以胃肠道症状为主要表现，如腹泻、腹痛、食欲缺乏及呕吐，可伴有发热。少数可出现严重的血便，然后再出现贫血、出血、苍白、黄疸（黄疸可不明显），及少尿或无尿、水肿等急性肾功能衰竭等症状，还可出现急性肾功能衰竭相关并发症，如充血性心力衰竭、肺水肿、高血压脑病、高血钾、代谢性酸中毒等。累积中枢神经系统时，也可出现头痛、昏迷、偏瘫或癫痫发作等神经系统症状。当其他器官受累时也可引起相应症状，此型一般预后良好，约90%患者可完全恢复。

（2）非典型HUS

成人常为此型，指与经典HUS不一致的各种HUS。患者可无腹泻，也可有严重的胃肠道受累、神经系统受累和快速进展到终末期肾病，且病程常呈复发性和进展性。此型预后较差，病死率、复发率及终末期肾病发生率均高于典型HUS。

（3）急性TTP

大多数患者可急性发作神经系统症状、紫癜、发热；还可有不同程度黄疸，以及蛋白尿，血尿及急性肾功能衰竭。其神经系统症状较突出，可持续发作也可反复发作，一般多在48 h内缓解。随着诊断以及治疗水平的提高，患者生存率已达90%。

（4）复发性TTP

部分急性TTP患者可在完全缓解后复发。复发多发生在初次发作完全缓解4周以后，少数可在数月或数年后复发。每次发作治疗均可有效，甚至部分可以自发缓解，但其长期预后较差。

（5）家族性HUS和TTP

家族性TMA可有多种不同的遗传方式，临床表现与HUS或TTP相似。儿童患者主要为常染色体隐性遗传，成人患者主要为常染色体显性遗传，预后均较差。儿童患者肾移植后仍可复发。

2.肾脏组织病理

血栓性微血管病的基本病理改变是血栓性微血管病变。儿童患者肾脏病变以肾小球受累为主，较大儿童和成人病变以小动脉和微小动脉受累为主，而肾小球病变以缺血为主，表现为肾小球毛细血管袢皱缩。肾脏病理改变还可预测患者预后，以肾小球病变为主的患者预后较好，而以动脉病变为主患者预后较差。TTTP患者与HUS患者的肾脏病变较为相似，只是TTP患者的微血管内血栓形成更为广泛。年龄较小儿童和早期患者常见肾小球病变，主要表现为毛细血管病增厚、内皮细胞增生、内皮间隙增大、基底膜增厚可致双轨征，内皮细胞肿胀可造成毛细血管腔狭窄和闭塞，在开放的毛细血管腔内，偶可见红细胞和纤维素性血栓。而成人和较大儿童的肾小球病变多表现为肾小球缺血、毛细血管袢皱缩和鲍曼氏囊腔扩大，肾小球偶可见局灶节段性纤维素样坏死和新月体，毛细血管腔内管腔内可见红细胞。成人患者常见肾小动脉病变，主要累及小叶间动脉，主要表现为内膜肿胀、增生，可见"洋葱皮"样改变，血管壁坏死、管腔内可见纤维素和血小板血栓，也可有大量红细胞及其碎片。病变晚期可见内膜纤维增生，管腔狭窄。免疫荧光检查绝大多数可见纤维蛋白原沿肾小球毛细血管袢颗粒样沉积、系膜区团块样沉积。肾小球血管壁可见 IgM、C3、C_{1q} 等沉积。电镜检查可见肾小球内皮细胞肿胀、毛细血管壁增厚、毛细血管腔闭塞，胞质稀疏，细胞器减少，内皮下可充填细颗粒样疏松物质。

3.实验室检查

（1）病原学检查

血清学检测大肠杆菌 O_{157}：H_7 多糖抗体，大便中大肠杆菌 O_{157}：H_7 及志贺菌样毒素检测，以及大便大肠杆菌 O_{157}：H_7 培养等。

（2）血液学改变

贫血一般较严重，血红蛋白下降明显，严重者可降至 30 g/L，同时可伴有乳酸脱氢酶（lactate dehydrogenase，LDH）、血清胆红素、网织红细胞、游离血红蛋白升高。外周涂片可见破碎红细胞。典型的 HUS 多有白细胞升高伴细胞核左移，可达（20～30）×10^9/L，非典型 HUS 和 TTP 则白细胞可正常或轻度升高。一般 TTP 患者血小板减少较 HUS 更为严重，即使血小板不减少也不能排除血管内的消耗和破坏，一般低于 60×10^9/L，典型的 HUS 持续 7～14 d 可逐渐恢复正常。抗人球蛋白实验（Coombs' test）阴性，但肺炎链球菌相关的 HUS 可为阳性。部分患者可有纤维蛋白（原）降解产物［fibrin(-ogen) degradation products，FDP］升高和凝血时间延长，血肌酐、尿素及尿酸增高。部分患者可有氨基转移酶升高，血浆中可有血管性血友病因子（von willebrand factor，vWF）多聚体水平增加；还可有低补体血症。

（3）尿常规

可有不同程度血尿、蛋白尿、白细胞增高及管型尿存在。

三、治疗

目前血栓性微血管病尚无特效治疗，且不同类型的血栓性微血管病的方案也不完全一致。但针对 TMA 的早期诊断、治疗措施的不断加强和及时血浆置换疗法的应用，TMA 患者的生存率已显著提高。

1.病因治疗

典型的 HUS 多与 VTEC 感染有关，但是抗生素治疗 VTEC 感染可以导致发生重度 HUS 的概率增加 17 倍。因为抗生素可使细菌已经产生的大量毒素释放，也可杀灭肠道内正常菌群而导致菌群失调。因此，VTEC 感染相关的 HUS 不宜采用抗生素治疗，可采用毒素吸附疗法，如 Synsorb-PK 树脂，可限制毒素的吸收。而肺炎链球菌相关的非典型 HUS 应予抗生素治疗。

2.对症支持治疗

主要是针对贫血、高血压、肾功能衰竭及水和电解质平衡的治疗。严重的溶血性贫血可输注红细胞，但肺炎链球菌相关的非典型 D+HUS 应予洗涤红细胞。TMA 的高血压可能为高容量以及高肾素-血管紧张素等。除一般的降压外，可酌情使用血管紧张素转换酶抑制剂或血管紧张素受体阻滞剂。急性肾功能衰竭时，应根据病情尽早采取透析疗法，如血液透析或腹膜透析等可尽早地纠正酸中毒、高钾血症、水和钠潴留以及清除血浆中的炎症介质。透析治疗一般首选腹膜透析，尤其是儿童及婴幼儿。对于有腹泻的典型 HUS，充分地补液和胃肠道休息很重要。因为止泻药可增加发生中毒性巨结肠的危险，故应慎用。

3.特殊治疗

（1）抗凝疗法

目前认为阿司匹林、双嘧达莫、依前列醇、肝素、链激酶及抗凝血酶Ⅲ等疗效不肯定，应用后可能会增加出血风险，且肝素还可对抗 PGL 的合成，所以一般不主张使用。

（2）糖皮质激素

可采用泼尼松 60～200 mg/d，口服，每周减 5 mg，对轻型 TTP 或 ADAMTS-13 自身抗体阳性者可能有效。因其疗效不肯定，且有促凝血作用，一般不主张使用。当合并其他结缔组织疾病时，可考虑发病初期使用。

（3）新鲜冰冻血浆

适用于非典型和成人 HUS、TTP。第一天输注 30～40 mL/kg，以后可改为 10～20 mL/（kg·d），直至血小板数量恢复正常，溶血停止。对非典型和成人 HUS，以及有精神症状者有肯定疗效。其缺点在于，新鲜冰冻血浆输注治疗需要血浆量大，增加容量负荷，部分患者无法耐受，应改为血浆置换。根据英国血液协会 2003 年制定的临床指南，血浆置换应在诊断血栓性微血管病 24 h 内进行，不然会影响 TMA 的治疗效果。一般每天用 1～2 个单位血浆容量，其后逐渐减少置换次数及血浆用量，持续数周，直至血小板数量、乳酸脱氢酶恢复正常值以及血红蛋白稳定后停用。血浆置换有肯定疗效，且不增加容量负荷。但应注意儿童典型的 D+HUS 常可自发缓解，一般不推荐血浆治疗，肺炎链球菌相关的非典型 HUS 避免使用血浆置换，以及少数非典型 HUS 患者可因血浆疗法出现临床症状加重。

（4）脾切除

缓解期脾切除主要适用于复发性 TTP，偶尔有效，对于血浆抵抗性 TTP 的疗效尚不肯定。一般在难治性及频繁长期血浆疗法的患者中才考虑。

（5）肾移植

部分 HUS 患者，尤其已经进展到终末期肾病患者，可考虑肾移植，术后复发的报道较多。

（6）其他治疗

维生素 E 可抑制血小板聚集、活性代谢产物及对抗 PGI_2 抑制物等作用，1.0 g/（m2·d），口服，比较安全，可能对非典型 HUS 有效。丙种球蛋白，一般不单独使用，当患者血浆疗法无效时可考虑，0.4 g/（kg·d），静脉给药，但对于 HUS 及 TTP 疗效尚不肯定。

第三节　类风湿关节炎肾损害

一、概述

类风湿关节炎（rheumatoid arthritis，RA）是我国的常见疾病，多见于 30 岁后，患病率为 0.2%～0.4%，本病以女性多发，男女患病比例约为 1∶3。RA 除表现为以双手和腕关节等小关节受累为主的对称性、持续性多关节炎外，还可发生皮下结节、血管炎以及心、肺、神经和眼部等关节外多器官损害。RA 肾损害如今并不少见，国内早期报道有 38.4%～40.0%。国外研究荟萃分析，类风湿关节炎患者有明确的肾损害可高达 70.4%，但肾功能衰竭仍为 RA 患者的常见死因。其损害可由 RA 本身导致，还可由其治疗的药物引起，治疗各不相同。

二、临床表现及诊断

1.症状体征

（1）全身症状

类风湿关节炎活动期，可出现全身低热、体重下降、乏力、食欲缺乏等，以及类风湿结节。部分患者缓慢隐匿起病，表现为疲劳、乏力、全身不适、手部肿胀、肌肉骨骼疼痛。极少数患者可急性发病，数天内出现临床症状，关节多不呈对称性，常伴发热。

（2）关节症状

RA 典型表现为双手近端指间关节、掌指关节和腕关节受累，活动期出现关节肿胀、疼痛和晨僵，呈对称性。中晚期可有关节畸形，呈"天鹅颈"样畸形，伴关节功能障碍。后期还可累及足、踝、肘、膝、髋等大关节及中轴关节。

（3）肾脏

肾脏受累的主要表现为血尿、蛋白尿、高血压和肾功能受损。临床表现特征与肾脏病理类型有关，尿检异常最常见。RA 本身导致的肾功能损害与血管病变有关，可表现为急进性肾炎综合征，可迁延进展为慢性肾功能不全。继发肾淀粉样变性病者蛋白尿常见，慢性肾功能不全发生率高，且易并发深静脉血栓，还可累及心脏、消化道及神经系统。治疗 RA

药物引起的肾损害，临床表现为肾小管功能损害，不同于 RA 引起的肾小球病变。

2.实验室检查

（1）血常规

大部分 RA 患者有轻度的正细胞性贫血，轻度白细胞增多，但分类正常，活动期可见嗜酸粒细胞和血小板增多。

（2）尿液检查

RA 肾损害患者尿液检查可见不同程度蛋白尿、镜下血尿，少数出现蛋白尿管型或红细胞管型。尿蛋白以肾小管性蛋白尿为主。

（3）血清学检查

RA 患者血清中抗环瓜氨酸肽（anti-cyclic citrullinatedpe ptide，CCP）抗体、抗修饰型瓜氨酸化波形蛋白（anti-modified citrulline vimentin，MCV）抗体、抗 P68 抗体、抗瓜氨酸化纤维蛋白原（anti-citrulline fihrinogen，ACF）、抗角蛋白（anti-keratiri antibody，AKA）抗体或抗核周因子（anti-perinuclear factor，APF）等多种自身抗体阳性，RF 阳性者占 80%，红细胞沉降率（erythrocyte sedimentation rate，ESR）增快，C 反应蛋白（C-reactive protein，CRP）增高。

3.影像学检查

早期 X 射线表现为关节周围软组织肿胀以及关节附近骨质疏松；随病情进展可出现关节面破坏，关节间歇狭窄，关节融合或脱位。磁共振可显示关节炎性反应初期出现的滑膜增厚、骨髓水肿和轻度关节面侵蚀，相比 X 射线有优势，有利于 RA 的早期诊断。

4.诊断

RA 的诊断根据病史、体格检查以及相关的实验室检查及影像学检查。典型病例按 1987 年美国风湿病学会（ACR）的分类标准诊断。

①晨僵：至少持续 1 h 以上。

②3 个以上关节区同时出现软组织肿胀或积液。

③手关节炎：腕关节、掌指关节或近端指间关节中至少一个关节区出现肿胀。

④对称性关节炎：同一区域的两侧关节同时受累。

⑤类风湿性结节：位于骨突起部位，伸肌表面或关节旁的皮下结节。

⑥血清类风湿因子：含量异常，正常人群的阳性率不超过5%。

⑦影像学改变：手指关节和腕关节出现典型改变，前后位片中必须包括骨侵蚀或受累关节旁的明显脱钙（不包括单纯性骨关节炎）。以上7条中，满足其中4条即可诊断为类风湿性关节炎，其中第①~④条必须持续6周或以上。

2009年ACR和欧洲抗风湿病联盟（European league against rheumatism，EULAR）提出了新的RA分类标准和评分系统，即至少1个关节肿痛，并有滑膜炎的证据（临床或超声或MRI）；同时排除了其他疾病引起的关节炎，并有典型的常规放射学RA骨破坏的改变，可诊断为RA。另外，该标准对关节受累情况、血清学指标、滑膜炎持续时间和急性时相反应物4个部分进行评分，总得分6分以上也可诊断RA（见表5-1）。

目标人群（患者）：①确定的至少一个关节滑膜炎（或肿胀）。②排除其他疾病引起的滑膜炎。

RA肾损害的诊断不能仅靠尿常规是否阳性作为诊断依据：①未经药物治疗确诊RA的患者，出现蛋白尿、血尿、高血压，应首先考虑RA引起的免疫复合物肾炎，必要时做肾穿刺活检。②活动性RA患者伴有肾病综合征、大量蛋白尿及肾功能受损时，AA淀粉样变可能性最大，还考虑膜性肾病可能，肾穿活检鉴别。③未经治疗的RA，无明显原因出现急性肾功能衰竭或蛋白尿、血尿，首先考虑RA血管炎一起的急性肾功能衰竭或坏死性肾小球肾炎。④服用非甾体类消炎药（non-steroidal anti-inflammatory drugs，NSAIDs）或DMARDs期间突然出现少尿、无尿，应立即查肾功能，明确是否为药物引起的急性肾功能衰竭。⑤RA在药物治疗期间，逐渐出现多尿、夜尿多，尽管尿常规正常，也应查肾功能、尿$\beta2$-微球蛋白、尿酶等测定，了解是否为慢性肾小管间质性病变以及慢性肾功能衰竭。⑥虽然药物服用后所致肾损害多见，但不能轻易排除原发性肾炎的可能，或者两者合并，必要时作肾穿刺明确。

表 5-1　RA 分类标准（采用评分制，各分类取分值后累积 6 分，可确诊 RA）

（1）关节症状

1 个大关节

2~10 个大关节

1~3 个小关节（有或无大关节牵连）

4~10 个小关节（有或无大关节牵连）

>10 个关节（至少 1 个小关节）

（2）血清学（至少有 1 项检验结果）

RF 阴性和 ACPA 阴性

RF 弱阳性和 ACPA 阳性

RF 强阳性和 ACPA 强阳性

（3）急性反应标志物

正常的 CRP 和 ESR

异常的正常的 SR

（4）症状持续时间

<6 周

≥6 周

三、治疗

1.类风湿关节炎的治疗

目的在于控制病情，改善关节功能和预后。应强调早期治疗、联合用药和个体化治疗的原则。治疗方法包括一般治疗、药物治疗和外科手术和其他治疗等。

（1）非甾体类消炎药（NSAIDs）

该类药物对缓解患者的关节肿痛，改善全身症状有重要作用。常用药物有萘普生、美洛昔康、双氯芬酸、塞来昔布等。用药应个体化，一般只选一种，治疗剂量 1～2 周，如无效考虑换另外一种。其主要不良反应包括胃肠道症状、肝和肾功能损害以及可能增加的心血管不良事件。

（2）改善病情药

有改善和延缓病情进展的作用。治疗上首选氨甲蝶呤，在此基础上选用其他如柳氮磺吡啶、来氟米特、抗疟药、金制剂、硫唑嘌呤等联用，服药期间定期查血常规、肝肾功能等。

（3）生物制剂

可治疗 RA 的生物制剂主要包括肿瘤坏死因子（TNF-α）阻滞剂、白细胞介素（IL-1）和 IL-6 阻滞剂、抗 CD20 单抗及 T 淋巴细胞共刺激信号抑制剂等。

（4）糖皮质激素

能迅速减轻关节疼痛、肿胀，在急性发作期，可给予短效激素，其剂量依病情严重程度而定。针对关节病变，通常小剂量（泼尼松≤7.5 mg/d）、短疗程，必须同时应用来氟米特等改善症状的药物，同时补充钙剂和维生素 D。

（5）其他治疗

可用雷公藤、青藤碱等植物制剂，还可采用免疫净化，如血浆置换或免疫吸附，外科手术如滑膜切除术、人工关节置换术、关节融合术以及软组织修复术等治疗。

2.类风湿性关节炎肾损害的治疗

对于 RA 肾损害的治疗，首先在治疗原发病的基础上，根据肾损害的严重程度和病理改变采用相应的治疗方案。

（1）RA 原发性肾脏病

根据肾活检的病理类型决定治疗方案，基本原则参照原发性肾小球肾炎的治疗。病理改变轻的，且临床仅表现为镜下血尿和（或）少量蛋白尿（<1.0 g/24 h）者，可仅给予对症支持治疗，如 ACEI 或 ARB、抗血小板药物、中成药保肾治疗等；病理改变重者，提倡激素或联合免疫抑制剂治疗，激素剂量和免疫抑制剂的选择可根据肾脏病变的轻重和具体情况来决定。

（2）继发性 AA 淀粉样变

这是 RA 最严重的并发症之一，可导致终末期肾功能衰竭的发生，死亡率高。临床上除积极治疗原发病外，去除组织中淀粉样物质沉积是关键。采用激素联合免疫抑制剂或细胞毒性药物。

（3）继发于药物治疗的肾损害

首先停用该药，早期及时停药大多可恢复。对已出现慢性肾功能不全者，按慢性肾功能不全处理；终末期肾功能衰竭，可行透析治疗。

第六章　神经外科手术麻醉

近年来，由于电子计算机 X 线体层扫描（简称 CT）、超声显像、磁共振成像等技术的发展，颅脑疾病的早期确诊率已显著提高，加上手术显微镜及监测技术的广泛应用，脑生理知识的进一步认识及麻醉新药的问世，使很多重危、复杂的颅脑疾病得到了外科治疗的机会，也对麻醉提出更高的要求。

第一节　生理学基础

一、脑血流

1.脑血容量

正常值为 3.2mL/[100（g·min）]，当平均动脉压在 7.5～22.5kPa（60～180mmHg）时脑血管有自动调节功能，即脑血管随压力变化而改变其管径的本能性反应。自身调节需 2min 才能完成，因此，血压突然变化，可以暂时地改变脑血流量（CBF）。当血压下降到 7.5kPa（60mmHg）以下或上升到 22.5kPa（180mmHg）以上时，自动调节功能就受到影响，甚至完全消失，脑血流量将随着血压的升降而被动地增减，脑血管处于麻痹状态，其后果不良。通常在睡眠时可增加 CBF10%。

2.影响脑血流量的因素

病理情况下，CBF 的自身调节能力受到干扰。如脑组织因外伤、肿瘤、脑血管梗死及其周围区域内组织缺氧、酸性代谢产物积聚，使局部小动脉扩张，引起病变组织附近超常供血，即超过需要的灌注量，称"灌注过多综合征"。当局部缺血性脑疾病者吸入 CO_2 时可增加正常区的局部脑血流（rCBF），而缺血区的血管原已极大地扩张，不能进一步产生扩张反应，导致缺血区血液分流到正常组织，剥夺了缺血区及其周围组织的适当供血，即出现"颅内窃血"现象。相反，在低 CO_2 血症时，正常组织血管收缩，而缺血区仍能最大地扩张血管，可使血液驱向缺血区，称为"反窃血"现象。

影响脑血流的因素很多，详见表 6-1。

麻醉药：一般深麻醉时均增加脑血流，根据麻醉药的种类，脑血流增加的顺序为乙醚＞氟烷＞安氟醚＞异氟醚＞氧化亚氮＞七氟醚＞地氟醚。近年研究发现，N_2O 与安氟醚或氟烷并用，颅内压较单纯用安氟醚或氟烷还高，且坐位时易发生气栓，更应慎用。硫喷妥钠或安定类药降低脑血流 50% 左右，吗啡或芬太尼 $1\mu g/kg$ 轻度增加脑血流。

表 6-1　影响脑血流的因素

脑血流增加（血管扩张）	脑血流减少（血管收缩）
1.高二氧化碳	1.低二氧化碳
2.低氧	2.高氧
3.酸性物质	3.碱性物质
4.高温	4.低温
5.肾上腺素	5.去甲肾上腺素
6.乙酰胆碱	6.短效巴比妥类
7.组胺	7.低钾血症
8.高钾血症	8.低钙血症
9.高钙血症	
10.所有麻醉性镇痛药及麻醉药	
11.黄嘌呤类药如咖啡因等	
12.长效巴比妥类（戊巴比妥、苯巴比妥）	
13.低葡萄糖血症	

二、正常颅内压的调节

在侧卧位时，成人正常的颅内压为 $8\sim18cmH_2O$，相当于 $0.6\sim1.8kPa(4.5\sim13.5mmHg)$，

儿童为 $4\sim9.5cmH_2O$，相当于 $0.4\sim1kPa$（$3\sim7.5mmHg$）。在正常情况下，可以把颅腔看作一个不能伸缩的容器，其总体积固定不变，但颅腔内 3 个主要内容物脑组织占 84%，其中含水量为 60%，供应脑的血液占 3%～5%；脑脊液占 11%～13% 的总体积和颅腔容积是相适应的，当其中的一个体积增大时，能导致颅内压暂时上升，但在一定范围内可由其他两内容物同时或至少其中一个的体积缩减来调整，上升的颅内压可被此代偿机制降低，此现象称为颅内顺应性（intract-anial compliance，IC），亦称为颅压容量的相关性。当顺应性降低时，如稍微增加颅内容物，即可引起颅内压大幅度的升高，并造成神经组织的损害，应予以重视。体温与脑脊液也有一定相关性，体温每下降 1℃，脑脊液压力约下降 $2cmH_2O$（0.19kPa）。

三、颅内高压

（一）颅内高压的因素和分类

（1）颅内占位性病变，如肿瘤、血肿、脓肿等。

（2）颅脑损伤，如颅骨塌陷及脑组织创伤，产生弥漫性脑水肿，使颅内压增高。

（3）颅内血液增加，当灌注压在 $8\sim4kPa$（60～180mmHg）范围，靠脑血管自身调节能力，脑血流量基本无变化。但在一些情况下，自身调节受到干扰，以致出现所谓"灌注过多综合征"，而使颅内压升高。

（4）脑脊液受阻、脑室造影或气脑损伤后，空气的小泡阻塞了脑脊液循环的通路，使脑脊液的吸收失灵，颅内压增高。麻醉之前只有将注入的气体和脑脊液从脑室中放出，使颅内压降至 $1.76kPa$（18cmH2O）以下，才能防止颅内压升高。

（5）脑缺氧及二氧化碳蓄积，均使脑毛细血管扩张，血管阻力减少，脑血容量和血液循环量均增加。脑缺氧时，脑血管壁的通透性增加，血管内的水分容易转移至血管外，产生脑水肿，颅内压明显上升。

（6）各种麻醉药物，均对颅内压有一定影响，吸入麻醉药均可增加脑血流、脑血容量及颅内压，尤其氟烷对颅内压升高更明显，以往认为氧化亚氮对颅内压影响最小，近年研究报告氧化亚氮与氟烷或安氟醚并用，颅内压较单纯用氟烷或安氟醚还高，静脉麻醉药物除氯胺酮外均可使颅内压不同程度下降，但也需考虑到应用的具体情况，如适当剂量的硫喷妥钠或安定类药物可使脑血管收缩，颅内压下降，而大剂量可引起低血压及呼吸抑制致使脑缺氧反使颅内压上升。另外，血管扩张药如硝酸甘油、硝普钠也易使颅内压上升。

（二）降低颅内高压的方法

1.头高位

直立时，侧脑室的压力在重力作用下，低于大气压为$-1.3\sim-0.67$kPa（$-10\sim-5$mmHg），因此，头抬高20cm，颅内压约下降2kPa（15mmHg），头低位时可增高达$6.7\sim8$kPa（$50\sim60$mmHg），颅脑手术常采用仰卧位、俯卧位或侧、卧位，个别采用坐位，不论哪种体位均应考虑体位与静脉回注流、体位与气体交换的关系，以保持颅内静脉压较低为佳。采取仰卧位或侧卧位时宜保持头高15°～30°，下肢稍抬高以利于静脉回流。

2.过度通气

$PaCO_2$每上升或下降0.14kPa（1.04mmHg）脑血流可相应增加或下降$1\sim3$mL/（100g·min），$PaCO_2$降到$3.5\sim4.3$kPa（$26.4\sim32$mmHg）时，颅内高压可下降到最大限度。当$PaCO_2$从5.3kPa（40mmHg）减到2.7kPa（20mmHg）时，颅内压可降低30%，PaO_2增高到$133.3\sim160$kPa（$1\,000\sim1\,200$mmHg）时，颅内压可下降25%。

3.巴比妥类药

在适当的剂量下该药在抑制中枢神经的同时，可使脑血流、脑代谢率、颅内高压下降。常用0.4%～2%浓度的硫喷妥钠30mg/kg，开始1/3量快速静脉滴入，余2/3量缓慢点滴，近年有人用安定类药物静脉滴入也可使颅内压下降50%左右。

4.利多卡因

能使颅内高压显著降低，且无中枢抑制和呼吸抑制的优点，其剂量为$1.5\sim2$mg/kg静脉注射。降低颅内压的机制，一是辅助麻醉效果、抑制咳嗽；二是直接减少脑耗氧，增加脑血管阻力，减少脑血流量。

5.渗透性利尿药与袢利尿药

利尿药是降低颅内压的有效措施，渗透性利尿药化学性能稳定，不能透过血脑屏障而维持一定的渗透梯度有利于脑脱水，使颅内压下降，20min 后产生利尿效应，更有利脑脱水。临床上常用甘露醇的剂量为 1～1.5g/kg，最近研究发现，颅内高压患者应用小剂量（0.25～1g/kg），颅内压降低效应及维持时间与大剂量相似，且减少不良反应。如合并有充血性心力衰竭患者，应用甘露醇可增加血管内血容量，加重心力衰竭，应迅速改用袢利尿药加速尿降低颅内压。同样小儿颅脑外伤在 24h 也不宜应用甘露醇，以免其降颅内压作用出现前先增加脑血流；颅脑外伤在 24h 也不宜应用甘露醇，以免其降颅内压作用出现前先增加脑血流及颅内压而使病情恶化，可使用安定或袢利尿药。后者可抑制碳酸酐酶减少脑脊液生成，降低周围血管张力及改进细胞内水的运输，有利于脑脱水及脑水肿的消除。极严重的颅内高压可并用渗透性利尿药及袢利尿药更为显效。同时应用胶体盐溶液可防止反跳脑水肿及低血容量。

6.肾上腺皮质激素

有稳定细胞膜，修复血、脑屏障，防止溶酶体酶的活性，改善毛细血管壁的通透性及神经功能的作用，还能降低颅内压及改进颅内顺应性。另外，能使脑肿瘤周围的血流增加，而正常区脑血流及颅内压降低，尤其对转移性肿瘤、胶质细胞瘤及脑脓肿所产生的颅内高压效果良好，初次剂量泼尼松 50mg，甲泼尼龙 40mg 或地塞米松 10mg 静脉注射。维持剂量为初量的 1/3～1/2，每 4～8h 一次，3d 后逐渐减量，但颅脑外伤应用皮质激素近年来更多报告并未见效，而并有颅内压升高者应用地塞米松病死率明显升高，故教科书也明确提出颅脑外伤有颅内高压者禁用皮质激素，值得麻醉者参考。

此外，脑脊液生成抑制剂如乙酰唑胺、强心苷等对脑脊液生成有强烈抑制作用，常规剂量即可使脑脊液的形成大幅度减少。

第二节　麻醉对脑生理功能的影响

机体的高级神经活动都是由大脑主宰完成的，大脑的生理功能非常复杂，代谢极为活跃，其生理功能的正常发挥与脑血供与氧供有严格的依赖关系。麻醉通过影响大脑的生理功能而使机体的高级神经活动全部或部分受到抑制，避免或减轻各种伤害性刺激对机体的伤害，保证患者的安全和手术顺利进行。

一、麻醉药与脑血流及脑代谢的关系

脑代谢率对脑血流可产生重要影响，而决定脑血流的直接因素是脑灌注压，脑灌注压是指平均动脉压与小静脉刚进入硬脑膜窦时的压力差。许多麻醉用药可影响动脉压和脑代谢，进而影响脑血流。

（一）静脉麻醉药

1.硫喷妥钠

对脑血流的自身调节和对二氧化碳的反应正常。镇静剂量对脑血流和代谢无影响，意识消失时脑代谢率可降低 36%，达到手术麻醉深度时降低 36%～50%。硫喷妥钠之所以使脑血流减少，主要是由于该药所致的脑血管收缩、脑代谢受抑制，才使大脑血流的减少不会引起脑损伤，对脑代谢的抑制主要是抑制神经元的电生理活动（而非维持细胞整合所需要的能量）。

2.依托咪酯

对脑代谢的抑制同硫喷妥钠相似，所不同的是依托咪酯注射初期脑代谢率急剧下降。脑血流的最大降低发生于脑代谢最大降低之前，可能与依托咪酯直接引起脑血管收缩有关。

3.丙泊酚

与硫喷妥钠相似，对脑血流和脑代谢的抑制程度与剂量相关，但可保留二氧化碳的反应性。通过抑制脑代谢使脑血流相应降低，还可降低平均动脉压和脑灌注压。

4.羟丁酸钠

长时间、大剂量应用可出现酸中毒，可使脑血管收缩，脑血流和脑代谢降低，造成暂时性、相对性脑缺血。用作麻醉诱导时可增加脑灌注压。

5.氯胺酮

是唯一可以增加脑血流和脑代谢的静脉麻醉药。

6.神经安定药（氟哌利多与芬太尼合剂）

对脑代谢影响轻，可减少脑血流。

（二）吸入麻醉药

所有吸入麻醉药都能不同程度地扩张脑血管，增加脑血流，且抑制脑血管的自身调节，干扰对二氧化碳的反应。氟类吸入麻醉药降低脑代谢，氧化亚氮增加脑代谢。脑血管的扩张效应：氟烷＞恩氟烷＞异氟烷、氧化亚氮和七氟烷。

（三）麻醉性镇痛药

单独使用麻醉性镇痛药对脑血流和脑代谢都没有影响，甚至可以增加脑血流。临床研究结果不一，是因为与其他药物联合应用所致。

（四）肌松药

肌松药不能通过血脑屏障，可间接影响脑血流，主要降低脑血管阻力和静脉回流阻力，对脑代谢没有影响。

二、麻醉药对颅压的影响

麻醉药对颅压的影响主要有两方面，一是对脑血管的影响；二是通过对脑脊液的产生和吸收的影响，引起脑容量的变化。脑外科手术在硬脑膜剪开后，脑脊液被吸走，脑脊液产生增加和吸收减少已不重要。

（一）静脉全麻药对颅压的影响

氯胺酮不仅能兴奋脑功能，增加脑血流和脑代谢，颅压也相应增高。其他静脉麻醉药不引起颅压增高，甚至可降低颅压，如硫喷妥钠、丙泊酚均可不同程度地降低颅压，苯二氮䓬类药物和依托米酯对颅压无影响，均可安全地应用于颅压升高的患者。

（二）吸入全麻药对颅压的影响

所有的吸入麻醉药可不同程度地引起脑血管扩张，致使颅压也随之相应增高，在程度上氟烷＞恩氟烷＞异氟烷、氧化亚氮和七氟烷。

（三）麻醉性镇痛药

单独使用麻醉性镇痛药，因其不影响脑血管的自动调节，故对颅压正常的患者没有影响，对已有颅压升高的患者，苏芬太尼可降低颅压。

（四）肌松药

琥珀胆碱因其可产生肌颤，一过性影响静脉回流，而致颅压增高。非去极化肌松药有组胺释放作用，而组胺可引起脑血管扩张，颅压增高。

三、气管内插管对颅压的影响

大多数的神经外科手术需在气管内插管全身麻醉下进行，而气管内插管的技术操作可间接引起颅压改变。从喉镜置入暴露声门到气管导管放置到气管内，尽管临床上通过加大诱导药物的剂量，应用心血管活性药物，甚至气管内表面麻醉，但整个过程仍伴有不同程度的心血管应激反应，这种反应可致颅压升高。

四、暂时带管与气管内插管拔除对颅压的影响

神经外科患者手术结束后，是保留还是拔除气管内插管要根据不同病情和手术要求，以及术后监护条件而决定，两者各有利弊，且对颅压的影响也不尽相同。目前，临床上随着病房监护条件的改善，多数患者术毕，于自主呼吸恢复后带管回病房监护室，维持适当的镇静 1～2h 后拔管。在这段时间内只要患者能耐受气管内插管，一般不会引起颅压升高，如果镇静效果不够，患者发生呛咳，将会引起颅压剧升，严重时会引起颅内出血，影响手术效果。对带管的患者一定要密切监护，认真观察患者的镇静程度，防止镇静不足。无论带管时间多长，最终必将拔除，神经外科手术的患者拔管期间可引发心血管应激反应，拔除气管内插管时对气管壁及咽喉部的摩擦刺激常引起剧烈呛咳，直接造成脑静脉回流受阻而致颅压升高。呛咳可造成脑组织震荡而使手术创面出血，甚至导致手术失败。

第三节　麻醉前准备

颅脑手术时间一般较长，故手术体位对呼吸和循环的影响较大，术前必须妥善安置体位。如俯卧位，在脑腹部用两条长圆形枕垫起，使胸、腹壁呼吸活动留有余地，保证足够

通气量。头部固定时，需用软海绵垫或气圈保护好眼睛，以免受压过久造成失明。麻醉前全面了解患者情况：要注意以下几方面。

一、病情估计和准备

（一）术前估计

1.气道通畅情况

特别是急诊手术及意识障碍患者，多易发生舌下坠，吞咽和咳嗽反射迟钝或消失，分泌物排出困难。若合并颅底骨折时常有血液和脑脊液流入气道。另外，胃内容物反流误吸入气道也可引起气道梗阻。气道不通畅，可使脑血管扩张，脑血流量增多，加上胸、腹腔压力增高，导致腔静脉回流受阻，甚至向颅内逆流，形成恶性循环，使颅内压进一步增高。此类患者应首先解除气道梗阻，如清除口腔内异物，放入口咽通气管、喉罩、食管阻塞器或气管插管，必要时行气管造口术。

2.意识

可根据 Glasgow 昏迷评分（GCS）来判断，GCS 评分在 8 分以上浅昏迷患者常有不自主的肢体活动、烦躁不安及肌肉紧张，容易出现坠床意外，同时也使耗氧量增加，但预后良好。而 GCS≤7 分深昏迷患者为严重脑外伤，多预后不良，包括死亡、植物人或严重功能障碍，易合并气道不畅、肺部炎症、尿路感染及压疮，更应注意体温、白细胞数及血气分析的变化。颅脑损伤 CCS=3～5 分时如并有低氧血症及低血压，预后不良可从 69%增至83%。

3.颅内高压

此类患者常有血压升高，脉搏、呼吸缓慢等症状易掩盖出血性休克的体征，一旦开颅降低颅内压时，常出现严重休克，测不到血压应提高警惕。

4.水、电解质及酸碱紊乱

颅脑手术患者术前多数已用过脱水、利尿药，再加上术中手术失血或失液较多极易导致有效循环血量不足，因此，较大手术宜常规开放两条输液通路。

5.合并伤或并发病

还应了解有否合并脊髓、肺、肝、脾损伤及原发性高血压等。

6.手术时体位

不能单纯追求体位对手术的便利而不顾可能发生的危险，也不能单纯强调体位对生理扰乱而使手术困难，应根据患者情况、手术需要、监测条件、术者及麻醉者应变能力等多种因素妥善研究解决。

7.前列腺素（PGE$_1$）的应用

前列腺素 PCE$_1$ 近年来用于术中血压的管理具有良好作用，其剂量切皮前、后首次量为 0.05～0.1μg/（kg·min）静脉注射，维持量以 0.02～0.2μg/（kg·min）静脉滴注。

（二）麻醉前用药

麻醉前用药应遵循：①小量用药；②不推荐用麻醉性镇痛药，因为应用后易降低呼吸频率和深度，可引起颅内压增高，又因增加 PaCO$_2$ 导致脑血管扩张，能降低术后反射活动和意识程度，尤其如阿片类，可使瞳孔缩小或无反应，不利于对病情的估计。阿托品一般用量 0.4～0.5mg，安定 10mg 在麻醉诱导前 45min 口服。

二、麻醉选择

气管内全身麻醉较为安全。应选择合适的麻醉药，便于应用电凝止血，防止发生爆炸等意外。一般用地西泮 10～20mg 或 2.5%硫喷妥钠 10～12mL，重症患者可用羟丁酸钠 2.5～5g，依托咪酯 10～15mg 和琥珀胆碱 50～100mg 或阿曲库铵 40～50mg 静脉注射，快速诱导，以免发生心搏骤停等意外。插管时，即使患者肌肉完全松弛，颅内压也可能增高到 1.96～3.92kPa（20～40cmH$_2$O），如发生挣扎或呛咳，颅内压则可升高到 3.92～7.84kPa（80cmH$_2$O），故颅内压增高的患者可先用芬太尼 0.5mg 或利多卡因 100mg 静脉注射预防。维持可用氧化亚氮、异氟醚、安氟醚、七氟醚、地氟醚或氟烷，并用肌松药筒箭毒碱 10～20mg 或阿曲库铵 25～50mg。

第四节　常见神经外科患者的麻醉

脑外科手术患者无论采用何种麻醉方法，术中的管理都十分重要，总的要求是首先保持气道的通畅，维持足够的通气量及供氧，保持稳定的循环功能。要及时降低过高的颅内压，密切注意术中可能出现的意外，及时发现，早期处理。特殊手术的麻醉处理如下。

一、颅脑外伤患者的麻醉

严重的颅脑外伤，由于颅内肿或脑肿胀压迫可形成脑疝，或同时有脑干损伤时，患者都有不同程度的昏迷和气道阻塞，还可出现血压升高、心动过缓及呼吸缓慢三联征，CT 扫描可见血肿部位及范围，另外中线结构也可有不同程度移位。此刻除及时解决气道通畅外，还要注意瞳孔大小的变化，是否双侧等大，应紧急准备开颅探查，术中撬开颅骨时，血压可以突然下降，甚至测不出来，尤其有矢状窦撕裂的患者，故应及早做好输血准备。此类患者全麻用药均可增加脑血流、脑血容量及颅内压，其中尤以氟烷最为显著。一般多选用异氟醚及静脉注射硫喷妥钠，依托咪酯或咪达唑仑。另外，要注意其他并发症，如发现高热应及时降温，出现张力性气胸时应及时穿刺抽气或做闭式引注流。还应注意脊髓损伤高位截瘫的发生，出现应激性溃疡时应注意胃出血、心内膜出血、胃穿孔、肺出血及肺水肿等体征，做到及时处理。

二、脑血管疾病的麻醉

外科治疗原则，凡因血肿引起脑受压者，应紧急清除进行止血，如因动脉瘤及动、静脉畸形破裂出血，则应予切除或夹闭破裂血管，以免再次出血危及生命。缺血性疾病可根据具体情况行动脉内膜切除术、修补术、搭桥术或颅内、外动脉吻合术。

（一）脑出血血肿清除术

高血压动脉硬化是最常见的病因，男性发病率稍高，多见于 50 岁以上的患者，但年轻高血压者也可发病，约占 40%。若出血多时，可形成较大血肿或破入脑室或侵入脑干，该类患者病死率很高。

多采用气管内全身麻醉，但诱导应平稳，术中要避免呛咳、屏气以免加重出血。多以安定、芬太尼及长效肌松药为主，若循环功能稳定者也可用小剂量硫喷妥钠，麻醉维持以吸入 2.5MAC 的异氟醚为主，辅以短效非去极化肌松药如阿曲库铵可避免血压的剧烈波动，一般控制在术前血压的 30%上下。

（二）颅内动脉瘤及动、静脉畸形手术

麻醉管理主要问题是全麻诱导及手术过程血管瘤及畸形血管有破裂之可能，其次为脑血管痉挛和颅内压增高。

麻醉应用硫喷妥钠加芬太尼及阿曲库铵静脉注射，气管内插管全身麻醉可为手术提供安静视野，但术前准备必须充分，对情绪紧张者应加用安定类药物，剂量相对要大，如术前已处于中等度意识障碍、偏瘫，并有早期脑强直和神经功能障碍者，必须积极进行治疗及降低颅内压，解除脑血管痉挛等措施，并卧床休息防止呛咳及便秘，控制血压接近正常范围。对术前心电图异常患者应力求弄清病因，常见窦性心过缓、偶发或频发室性期前收缩。麻醉诱导及维持力求平稳，在分离和钳闭瘤时要求降低血管壁张力。常用控制性低血压，可减少出血和降低血管壁张力，有利于动脉瘤周围的分离，开颅后常采用硝普钠静脉滴注，也可应用硝酸甘油、三磷酸腺苷（ATP）或乌拉地尔静脉注射均能收到良好效果。

（三）脑血栓或颅内外血管吻合术的麻醉

该病好发于动脉粥样硬化的患者，多见颈内动脉，尤其常见于大脑中动脉及颈内动脉颅外段，但椎-基底动脉亦常受累，脑栓塞发病率远较脑血栓形成低。该类疾病常行颅内颅外血管吻合术，手术时间较长，术野小，操作精细，需用手术显微镜进行，故要求有一安静术野。全麻气管插管后应立即用控制呼吸，维持 $PaCO_2$ 在 4.7～6kPa（35～45mmHg），为了改善微循环，应用小分子右旋糖酐 250～500mL 或加罂粟碱 5～10mg 于液体中静脉滴注。另外要维持血压平稳，适当应用利尿药，防止脑肿胀。

三、颅内肿瘤切除术的麻醉

（一）注意事项

颅内肿瘤手术涉及的问题较多，但麻醉时应注意以下几点：①是否存在颅内高压；②病变部位顺应性是否降低；③长期卧床、瘫痪、厌食而出现体弱、营养不良；④常用脱水药可有电解质失调。

（二）几种常见肿瘤麻醉的特殊处理

1.脑深部肿瘤（额叶）切除术

该手术多伴有颅内高压，麻醉诱导后应立刻静脉快速滴注 20%甘露醇 1～2g/kg，以利于手术进行。如额叶肿瘤接近眶面，牵拉显露术野时，因额叶和视丘、视丘下部有关联，可影响到自主神经系统的功能，血压、脉搏和呼吸均可发生变化，应及时提醒医生暂停手术操作，观察患者变化及时处理。

2.脑膜瘤切除术

该肿瘤血运丰富，术中流血较多，一般在分离肿瘤前可施行控制性降压，麻醉力求平稳，降压程度以手术区血管张力降低和出血速度减慢为准，一般吸入 2.5MAC 异氟醚即可，也可并用硝普钠、ATP、硝酸甘油及乌拉地尔，以平均血压在 8kPa（60mmHg）为准持续1h，如时间过长，可给患者带来损害。必要时可配合低温（32℃肛温）。

3.后颅凹肿瘤切除术

以听神经瘤常见，因手术部位邻近脑生命中枢及其他颅神经，故手术难度大、时间长，病死率高。如刺激三叉神经可出现血压突升，牵拉迷走神经又可出现心动过缓，血压下降，若伴呼吸功能紊乱，提示有脑干损伤，预后不良。该手术如采用坐位，虽有利于术野显露、静脉引流良好则利于止血，不易伤及脑干等优点，但坐位手术可引起低血压，脑干压迫性缺血，气管插管易于滑出，更为严重的是可能发生气栓，以致肺栓塞等。而卧、俯及侧卧位很少发生气栓。

4.垂体瘤切除术的麻醉

该肿瘤患者伴有肢端肥大症，患者常有舌体肥大，下颌突出，插管可遇到困难，必须注意，另外有垂体功能不足或下丘脑症状的患者，术中应给类固醇激素，一般给地塞米松20mg 或氢化可的松 300mg 静脉滴注，对经口鼻蝶窦入路垂体瘤切除术的患者，需严格防止血液流入气道，以带套囊气管插管为好。

第五节　并发症的防治

一、颅内高压

颅内手术后常由于脑组织的创伤，容易引起脑水肿，有可能发生颅内高压，故应密切观察及时治疗。

二、惊厥

脑缺氧和脑损害时较常出现惊厥，持续或间断发生能加重脑损害，故应及时控制，除供氧维持循环及呼吸功能外，应及时抗惊厥治疗。常用地西泮 0.2～0.5mg/kg，巴比妥类药如戊巴比妥钠或硫喷妥钠，后者初量每小时 3～6mg/kg，静脉维持量每小时为 0.5～3mg/kg，其他如苯妥英钠、水合氯醛和吩噻嗪类药物均可应用。抗惊厥药剂量不宜过大，可交替使用，若频繁抽搐，在有人工通气情况下，尽早应用肌松药如琥珀胆碱、筒箭毒碱等均能收到良好效果。

三、呼吸衰竭

脑损伤、水肿、血肿、脓肿和肿瘤患者易引起中枢性呼吸衰竭。如果是间接压迫所致，应在数分钟内得到解除，即可好转；如果是直接病变损害或间接压迫超过 20min，一般不易恢复。由截瘫、偏瘫、低位颅神经损伤引起的呼吸肌麻痹称为周围性呼吸衰竭。处理应保持气道通畅，施行气管插管或气管造口术，进行机械通气，有主张高频通气，频率为每分钟 60～200 次，对心血管的不良反应极小，能减少气道压力的峰值，易与自主呼吸同步，对平均颅内压和平均脑灌流压影响不大。治疗时除应用肾上腺皮质激素及脱水药物外，还要纠正水和电解质紊乱，同时适当应用抗生素防止感染。

四、神经源性肺水肿

颅脑创伤后偶尔或并发神经源性肺水肿，发病机制与下丘脑功能失调、交感神经兴奋及周围血管极度收缩，使血液重新分布，增加肺循环容量导致肺负荷过重，引起左心力衰竭。气管插管后，应给持续正压呼吸，静脉注射呋塞米及血管扩张药如硝酸甘油等进行处理。

五、气栓

空气栓塞应着重预防，如不采用坐位手术，则很少发生气栓意外。如用漂浮导管作为右心插管，可及时诊断和抽吸右心气体。若一旦发生应头低，左侧卧位、吸入纯氧、支持循环及高压氧治疗也有一定疗效。

六、心律失常

常见于颅后窝手术，在排除体温升高、缺氧、二氧化碳蓄积外，多由于压迫、扭曲或牵拉脑干和颅神经引起，应立即告诉手术者，找出并排除刺激来源。除非有生命危险的心律失常，一般不用抗心律失常药物治疗，因为可妨碍对这种不良刺激的发现，增加对脑干生命中枢的手术误伤。只要暂停手术即可好转。

第七章 泌尿外科手术麻醉

第一节 概论

一、泌尿外科手术麻醉的特点

（1）泌尿外科手术常需特殊体位，肾脏、上段输尿管手术常需侧卧位，膀胱、前列腺手术需用截石位，这给循环、呼吸和麻醉带来一些不利影响。

（2）全膀胱切除行回肠代膀胱成形术、肾巨大肿瘤手术、前列腺手术等可造成术中大出血，应及时补充血容量，防止休克发生。

（3）肾脏手术可造成胸膜损伤而致气胸，一旦发生应及时修补，修补时应做正压人工呼吸以张肺。

（4）经尿道前列腺电切术中易发生电解质紊乱和肺水肿、脑水肿。

二、泌尿外科手术麻醉的处理

肾脏肿瘤、肾结核、多囊肾、多发性肾结石等多需做肾切除术。术前多有肾功能障碍，需处理好再行手术。

1.麻醉选择

除肾脏巨大肿瘤或肾结核粘连严重。术中除切除肋骨或有膈肌损伤可能的患者考虑气管内全麻外，一般可采用硬膜外麻醉，常选用 $T_{9\sim10}$ 或 $T_{10\sim11}$ 间隙穿刺，麻醉平面控制在 $T_4\sim T_{12}$，手术可选用侧卧位，但要注意呼吸循环方面管理。

2.围手术期麻醉处理

（1）手术体位给患者带来不适，加上手术牵扯痛患者一般很难在单纯硬膜外麻醉下完成手术，多需辅助镇静、镇痛术。

（2）麻醉期间因体位因素可致患者呼吸、循环方面的管理难度增加，也给麻醉平面控制增加一定难度。因此，麻醉应十分重视 EKG 和 SpO$_2$ 及血压监测，一旦发现意外或病情变化应及时处理。

（3）手术中可能发生因巨大肿瘤组织粘连严重，或下腔静脉撕裂导致大量渗血或出血，应做好输血、输液准备，并行 CVP 监测以指导大量输血、输液，救治出血性休克。

（4）术中损伤膈肌造成气胸，患者清醒时常感呼吸困难，全麻患者没有行气管插管者，主要靠 SpO$_2$ 和呼吸通气量监测等及时发现。另外皮肤、黏膜发绀、异常呼吸等也是气胸患者常见的临床表现。

（5）麻醉期间患者突发性呼吸困难、严重低血压，应用升压药和人工呼吸，疗效不佳时应考虑系肾癌手术发生癌栓脱落造成肺梗死，严重者可致心脏停搏，一旦发生应立即行呼吸和循环支持直至生命体征平稳为止。

三、术前准备及麻醉方法的选择

（一）术前肾功能准备

1.尿检验反映肾功能

尿量及尿的质量反映肾功能情况。

（1）尿量：1000～2000mL/d，＜450mL/d 为少量；＜20mL/d 为无尿；＞2500mL/d，为多尿性肾功能衰竭。

（2）尿比重：肾功能正常时为 1.015～1.020，肾功能不全为 1.010～1.012。

（3）尿渗透压：肾功能正常时为 600～1000mmol/L。尿渗透压与血浆渗透压（280～310mmol/L）之比＜1.7，为轻度至中度肾功能爱损；其比值＜1.1，为重度受损，经常出现，为肾有病变之兆。

（4）尿液中有形成分：尿蛋白、管型尿。出现时为肾有病变。

2.血液检验反映肾受损程度

常用的血液检验，有以下项目均可反映肾功能情况。

（1）血尿素氮（BUN）：参考值为 3.2～7.14mmol/L。7.14＜BUN＜10.7mmol/L 轻度受损；BUN 为 10.7～35.7mmol/L 中度受损；BUN＞100mmol/L 重度受损。

（2）血肌酐（Cr）：参考值为 61.88～132.6μmol/L。176.8～265.21μmol/L 轻度受损；265.2～707.2μmol/L 中度受损；＞707.21μmol/L 重度受损。

（3）血钾（K^+）：参考值为 4.1～5.6mmol/L。5.6～6.0mmol/L 轻度受损；6.0～6.5mmol/L 中度受损；＞6.5mmol/L 重度受损。

（4）碱剩余（BE）：负值减少，为代谢性酸中毒，说明肾受损。正常值±4mmol/L，＞-8mmol/L 轻度受损；-15mmol/L～-8mmol/L 中度受损；＜-15mmol/L 重度受损。

（5）内生肌酐清除率（Ccr）：代表肾小球滤过率，可做肾损害的定量检测。正常值为 80～125mL/min。50～80mL/min 轻度受损；10～50mL/min 中度受损；＜10mL/min 重度受损。

（6）酚红试验（PSP）：正常值为 15min，25～40mL/min，15～25mL/min 轻度损害；10～15mL/min 中度受损；＜10mL/min 肾重度受损。

3.症状和意义

肾功能严重受损时的全身症状和临床意义：

（1）高血压：体内水分潴留不能排出，导致充血性心力衰竭、肺水肿、胸血管疾病及冠心病。

（2）贫血：红细胞减少，寿命缩短。携氧能力降低。

（3）出血倾向：血小板功能低下，易出血。

（4）感染：免疫力降低，易感染，形成败血症。

（5）电解质失衡：电解质失衡主要表现在以下症状。

①低钠血症：因体液潴留，将钠稀释，严重时水中毒；

②高钾血症：肾排钾减少，代谢性酸中毒致组织释放钾，出现心律失常；

③低钙血症：肠吸收钙有障碍，维生素 D 的活性化障碍。出现继发性甲状旁腺功能亢进症。

（6）代谢性酸中毒：由于酸性代谢产物不能由肾排出，肾水管再吸收 HCO_3^- 功能障碍，表现为呼吸深大。

（二）麻醉方法的选择

1.腰麻

膀胱、外生殖器的手术，用中、低位腰麻较为适宜，麻醉效果满意。但需控制好血压，术后注意头痛等并发症。

2.硬膜外麻醉

是泌尿外科手术量适宜的麻醉方法。用于全部泌尿系手术，国内应用广泛。

（1）肾：穿刺点用 $T_{9\sim10}$ 间隙，麻醉范围为 $T_6\sim L_2$。用药特点是量要足、浓度要高，如 2%利多卡因，或 0.25%～0.3%丁卡因，向头侧置管。

（2）广泛应用于肾及肾周围与输尿管等手术：采用 $T_{8\sim9}$，向头侧置管；$L_{2\sim3}$ 间隙向足侧置管的两管法。麻醉范围在 $T_4\sim L_2$，以上管为主，药量要足，浓度要高；以下管为辅，做调节。

（3）输尿管上段手术：选 $T_{8\sim9}$ 或 $T_{9\sim10}$ 间隙，内头侧置管，麻醉范围要达到 $T_6\sim L_2$。下段手术 $T_{10}\sim S_4$ 的麻醉范围，选 $L_{1\sim2}$ 间隙穿刺，向头侧置管。用药特点是量足、高浓度。

（4）膀胱手术：选 $L_{1\sim2}$ 间隙，向头侧置管。麻醉范围要达到 $T_{10}\sim S_4$。用药特点为一般用量。

（5）结肠代膀胱手术：穿刺点为 $T_{11\sim12}$，向头侧置管。麻醉范围 $T_6\sim S_1$，用药量要足，浓度较高。

（6）前列腺手术：常用 $L_{2\sim3}$ 间隙，向头侧置管；以及 $L_{3\sim4}$ 间隙，向足侧置管的双管法。麻醉范围达到 $T_{10}\sim S_4$。老年人需小量分次注药。

（7）外生殖器手术：选 $L_{4\sim5}$ 间隙穿刺，麻醉范围达到 $T_{10}\sim S_4$。

一般用药量即可。

3.脊麻与硬膜外联合麻醉（CSEA）

适用于肾移植术、前列腺摘除等。

4.骶麻或鞍麻

适用于做外生殖器手术或膀胱镜检查。

5.局麻及神经阻滞

局麻做肾切除，耻骨上膀胱造瘘引流术、睾丸、精索和阴囊手术的麻醉，分层浸润。必要时辅助强化，可完成手术。阴茎和包皮手术用阴茎阻滞法。

6.全麻

适用于硬膜外麻醉禁忌者，或手术范围过宽过广，患者不适合做，或并发其他严重疾病的患者。方法同一般全麻。

第二节　肾衰竭患者的麻醉

一、肾衰竭伴病理生理

尽管急性和慢性肾衰竭的原因不尽相同，但其基本病理生理改变是相同的。那就是各种原因造成了肾实质的病变，有以肾小球损害为主的肾小球肾炎、以肾小管损害为主的退化性肾病、以肾间质病变为主的肾盂肾炎、以血管系统为主的肾小动脉硬化等。其中最突出的是肾小球的损害，因为肾小球不具备再生能力，只能以肥大来代偿所损失的部分功能，如果病变继续恶化或额外增加肾的工作量时，常导致肾功能不全。肾衰竭的临床表现有严重贫血、氮质血症、高钾血症、低钙血症、低钠血症、高磷酸盐血症、代谢性酸中毒，以及因尿浓缩稀释机制严重受损的多尿、等渗尿、高氮尿等。肾衰竭的最严重阶段产生尿毒症，出现胃肠道、心血管、凝血、皮肤、神经肌肉以及红细胞生成素等功能的紊乱。

二、慢性肾衰竭患者的麻醉

慢性肾衰竭的病因主要是肾小球肾炎（占50%）和肾盂肾炎（占20%），而肾血管性疾病、尿路梗阻、先天性肾疾病、代谢性疾病、药物性损害和外伤较少。

1.术前准备

慢性肾衰竭导致的水、电解质、酸碱平衡的紊乱应在术前积极给予纠正，而采用血液透析改善病情是最有效的方法。对于贫血和低蛋白血症患者，血液透析却难于纠正贫血，甚至有加重贫血的可能，过去常规采用输血的方法，现在利用基因工程技术制造的重组人红细胞生成素（recombinanthu-man erythropoietin）已应用于临床，可免于输血。

肾病患者肾处理水负荷的能力明显减退，术前需要严格控制钠摄入，但又要防止因钠丢失而缺钠。使用利尿药需严密监测血钾，避免血钾增高导致严重心律失常，甚至室颤。

2.麻醉管理

（1）麻醉选择：神经阻滞麻醉可用于没有明显凝血功能障碍的肾衰竭患者，但应控制好麻醉范围和血压的变化，一般应使收缩压不低于原水平的20%为安全。

气管内全身麻醉是最常选用的麻醉方法，应选用对循环和代谢影响最小、可控性最佳、时效短的麻醉药物，保证重要脏器氧和能量的供需平衡，防止药物的过量。

（2）慢性肾衰竭患者手术麻醉监测十分重要，血压、$Sp(O_2)$、ECG 等需连续监测。手术时间持续 5h 以上需监测血气 1 次，以了解 pH、$Pa(O_2)$ 和 $Pa(CO_2)$ 的变化。此外，还应重视尿量的监测，术中应维持尿量在 $1mL/(kg \cdot h)$ 以上。

（3）应在 CVP 监测下控制输液量，防止血容量的不足，维持足够的肾灌流量。超量补液易诱发 ARDS 乃至多器官功能障碍，欠量过度又会带来肾灌注不足。少尿时慎用甘露醇促进排尿；无尿时禁用甘露醇，否则易致血容量骤增和心脏超负荷而发生心力衰竭。

（4）慢性肾衰竭贫血患者对术中失血的耐受性差，应积极输血，并尽量输新鲜血，大量输库存血易引起高血钾。

（5）慢性肾功能不全，肾小管对钠吸收减少，可发生低钠血症，低钠可加重酸中毒。由于尿少，肾小管分泌钾减少及感染引起组织蛋白分解，产生高钾血症。低钠、高钾、酸中毒可抑制心肌，应在电解质监测指导下处理。

三、急性肾衰竭患者的麻醉

急性肾衰竭的原因：①肾前性：主要是血容量不足；②肾性：是由于肾炎、肾盂肾炎、肾血管栓塞，对肾有毒或过敏物质如汞、蛇毒、硫胺类药物、某些抗生素，溶血反应的血红蛋白和挤压伤溶解的肌红蛋白等；③肾后性：主要是尿路梗阻所致。

1.术前准备

急性肾衰竭的临床表现非常复杂，少尿一般是急性肾衰竭的先兆，尿量＜17mL/h 或 24h 内尿量＜400mL，即可认为出现急性肾衰竭。同时存在低钙、高钾、酸中毒和氮质血症等情况，而患者多为急症或限期手术，术前采用血液透析治疗是最佳方案，否则手术麻醉的危险将很难避免。通常患者应在上午透析，下午或次日接受手术。

2.麻醉管理

急性肾衰竭患者麻醉方法、麻醉药的选择和术中管理基本与慢性肾衰竭相同，但应特别注意如下几点：

（1）麻醉维持通常采用 N_2O-O_2 和异氟烷麻醉：麻醉性镇痛药因其代谢产物具有活性且作用时限延长，使用应慎重。严重肾衰竭患者，阿曲库铵和顺式阿曲库铵是首选的肌松药，其药代学和药效学保持不变。维库溴铵重复单次给药将使神经肌肉阻滞延长。

（2）维持良好的肾灌注压和心排血量：MAP＞80mmHg 比较安全。血压过高和过低都对患者不利，但在维持血压使用血管活性药时，应重视药物蓄积中毒，如用硝普钠后出现氰化物中毒、用地高辛后出现洋地黄中毒。

（3）严格控制输液量：输液量应限制在 400mL/d，生理需要加上术中所测得的其他液体丧失量。输液过多过快，极易引起肺水肿和 ARDS，最好在 CVP 监测下控制输液量。

（4）电解质紊乱、酸碱失衡的处理：高钾可用葡萄糖酸钙对抗，酸中毒可用碳酸氢钠纠正，高碳酸血症可采用适当的通气增量。

（5）输血：术中出血过多需输血，强调用新鲜血浆，防止血钾过高。因为大量输库存血，除血钾升高外，还容易引起渗血，需引起注意。

第三节　经尿道前列腺切除术的麻醉

经尿道前列腺切除术（trans ureth ralresection of prostate，TURP）系指用高频电刀和电凝切除增生的前列腺并电凝出血的血管，具有无腹部切口、安全、手术时间短、术后恢复快的优点。因患者多为老年人，常合并有高血压、心血管疾病、糖尿病等，麻醉处理有一定的特殊性。

一、麻醉选择

1.椎管内麻醉

硬膜外麻醉和硬膜外-腰麻联合麻醉均能达到术时无痛，尿道、膀胱松弛的目的，是常用的麻醉方法，麻醉平面应控制在 T_{10} 以下。

2.全身麻醉

常用于有椎管内麻醉禁忌、循环呼吸功能不全的患者。

二、麻醉管理

全麻要求维持足够的深度以避免咳嗽或活动，否则将导致膀胱和前列腺穿孔，增加出血风险。神经阻滞麻醉患者清醒后，较易发现 TURP 综合征的发生。

TURP 要求术中以灌注液充满膀胱，必须是不导电的非电解质溶液，常用的有 2.7%山梨醇和 0.54%甘露醇混合而成的 Cytal 液或 5%葡萄糖液。由于有大量灌注液吸收进入循环导致水中毒的危险，麻醉期间应严密监测血流动力学变化，间断测定 CVP 和电解质。

三、并发症

1.TURP 综合征

系指大量灌注液经手术创面及切断的前列腺静脉或静脉窦进入血液循环，使血容量急剧增加，致水中毒、稀释性低钠血症、循环超负荷、急性肺水肿，并出现中枢神经系统紊乱的表现。临床上出现低体温、烦躁、谵妄、昏迷、高血压、心动过缓或伴有其他心律失常、呼吸困难等症状及体征。

防治措施：①尽量缩短手术时间；②低压灌注，灌注液不得高于手术野 70cm；③避免血压过低使灌注液过多入血；④密切监测，早期发现，早期处理。

2.出血或凝血障碍

手术创面的出血不可避免，这是由于灌洗液进入循环使失血量难于估计。血压下降常预示失血量相当可观，应及时输血，术中间断测量 HCT 意义重大。术后持续性出血可能由于稀释性血小板减少、弥漫性血管内凝血（DIC）或前列腺内富含的尿激酶释放所致。若患者有肾功能异常可伴发血小板功能异常。失血后常见的血流动力学改变，可能因灌洗液的被吸收引起的围手术期高血容量掩盖。

3.膀胱穿孔

系电刀穿透膀胱壁所致，发生率为 1%。灌洗液经穿孔处外渗，腹膜外穿孔较常见，表现为耻骨上充盈、腹肌紧张、腹痛；腹膜内穿孔少见，表现为上腹部或从膈肌向肩胛部的牵涉痛、高血压、心动过速、腹膨隆，随之出现低血压和休克。一旦发生，尽快完成或立即停止手术，小穿孔可用带水囊的导尿管压迫，大穿孔需引流处理并经腹行膀胱修补术。

第四节　体外冲击波碎石的麻醉

体外冲击波碎石（extracorporeal shock wave lithotripsy，ESWL）是在体外利用仪器产生冲击波对肾或输尿管结石进行无创性粉碎，让结石随尿液排出。由于患者需浸入水中，冲击波可产生 110 分贝的噪声，麻醉处理存在一定的特殊性。

一、麻醉选择

（1）硬膜外麻醉有镇痛充分，对全身影响小的优点。单次给药即可完成，如有可能延长时间的患者，也可采用连续硬膜外麻醉，但需用无菌胶纸将硬膜外导管密封于背部防止感染。

（2）全身麻醉有避免噪声刺激，减少感染机会的优点，是选择较多的麻醉方法。

二、麻醉管理

（1）冲击波的发生依赖于心电图的 QRS 波激发，如未能与心电图同步时，易导致心律失常。

（2）碎石完成患者出水后可有体热迅速丢失，低温对心血管的影响应予重视。出水后应迅速擦干体表并用毛毯包裹以保温。

（3）结石破碎后通过利尿排石，应注意低血容量、低钾等问题，术后有发生血尿和输尿管绞痛并发症的可能。

（4）利用新一代充满水的囊垫或振荡管的碎石机，患者不需要浸入水中，在严密监测下静脉镇静即可完成，更简单、更安全。

（5）绝对禁忌证为妊娠、未经治疗的出血体质、腹部安装起搏器患者。相对禁忌证为腹主动脉瘤或肾动脉瘤、矫形外科的假体和病态肥胖患者。

第五节　泌尿系恶性肿瘤根治术的麻醉

常见的泌尿系恶性肿瘤手术，主要是肾癌和膀胱癌。早期膀胱癌因体积小，可采用膀胱镜下电切术，麻醉难度不大。浸润性膀胱恶性肿瘤需行膀胱全切回肠或结肠代膀胱手术，手术和麻醉都有一定的特殊性。

一、肾恶性肿瘤切除术的麻醉

1.麻醉选择

硬膜外麻醉是肾手术的首选麻醉方法，要求麻醉平面控制在 $T_4 \sim L_2$ 范围。估计粘连严重，术中需切除肋骨有胸膜损伤可能的患者，宜采用全身麻醉或复合硬膜外麻醉。对肾功能不全的患者，应慎用依赖于肾排泄的药物，如吗啡、泮库溴铵、维库溴铵等。

2.麻醉管理

（1）因为患者常采用侧卧位腹膜后径路手术，腰桥的使用可引起腔静脉压迫致低血压，膈肌活动受限影响呼吸功能。

（2）及时补液输血，维持有效的血容量，保证健侧肾灌注。

（3）手术分离上极时，可造成胸膜损伤，产生气胸。可出现呼吸困难、循环障碍，需紧急于吸气相行胸膜修补术，严重者需置胸腔引流。

（4）术中可因粘连严重、肿瘤巨大等原因出血较多，也可因下腔静脉撕裂导致大量出血，术前应做好大量输血、输液的准备，并宜采用上肢静脉和颈内静脉输液。

（5）警惕癌栓脱落引起肺栓塞。

二、膀胱全切回肠或结肠代膀胱术的麻醉

膀胱的恶性肿瘤或结核性膀胱挛缩需做膀胱全切回肠或结肠代膀胱术，由于手术时间长、创伤大、出血多，麻醉处理有一定难度和特殊性，应根据患者的病情和手术要求选择合适的麻醉，确保麻醉效果。加强麻醉管理，以保证患者安全。

1.麻醉选择

（1）硬膜外麻醉：由于手术涉及腹腔和盆腔，要求阻滞范围过广，生理影响明显，循环呼吸的代偿能力降低，因此麻醉难度较大。常采用 2 点法，即 $T_{11\sim12}$ 头侧置管和 $L_{4\sim5}$ 尾侧置管。

（2）全身麻醉：宜采用静吸复合麻醉以减少静脉麻醉药的用量，麻醉用药宜选用蓄积作用小的药物。近年来，全身麻醉复合硬膜外麻醉应用于此类长时间手术，有麻醉效果好、生理干扰小、麻醉恢复顺利的优点。

2.麻醉管理

（1）因为手术时间长、创伤大，失液和失血多，术前应做好大量输血、输液的准备，充分备血，建立粗大静脉通路。

（2）维持有效循环血量和肾小球滤过压，输血量可适当超过出血量，同时应适当给予平衡液以补充细胞外液，纠正酸中毒，补充钙剂，防治大量输血并发症。

（3）术中应监测 ECG、PET（CO_2）、Sp（O_2）、CVP、连续直接动脉测压、尿量、体温。

（4）该类患者可行急性等容血液稀释或超量血液稀释。

第六节 肾移植手术的麻醉

原发性肾病致肾衰竭终末期、继发性肾功能不全及血液透析障碍致肾衰竭的患者，均为肾移植的适应证。患者常存在高血压、电解质和酸碱异常、贫血等临床问题，血钾和酸碱异常可在术前行血液透析治疗，术前少量多次输血以纠正贫血。

一、麻醉选择

1.全身麻醉

全身麻醉是肾移植手术最常用的麻醉方法，麻醉效果确切，保持呼吸道通畅，供氧充分，能满足各种手术条件。应注意麻醉药物对生理的干扰和蓄积做用。

2.硬膜外麻醉

有全身影响小，肌肉松弛良好的优点，但禁用于凝血障碍、血容量低的患者。当麻醉效果不理想或手术大出血时应立即改用全麻。

3.肾移植术麻醉药选择的原则

（1）药物的代谢和排泄不在肾或主要不依赖于肾；

（2）无肾毒性；

（3）药物做用时间短。

二、麻醉管理

（1）建立静脉通路，保证输液、输血途径的通畅，避免在有动、静脉瘘或分流的肢体穿刺。

（2）为保证移植肾的血流灌注，在血管吻合完毕开放血管前，应使动脉压维持在较高水平，保证移植肾有足够的滤过压。

（3）琥珀胆碱在高钾血症患者中应禁用，通过霍夫曼消除（Hofmann depredation）反应而代谢的肌松药，如阿曲库铵、顺式阿曲库铵为理想选择。

（4）防治低血压。尿毒症患者常并发有心、脑、肝等重要脏器的损害，对低血压的耐受性很差，麻醉期间应尽量避免低血压。一旦发生低血压，应针对其原因及时处理，必要时可给予少量多巴胺等缩血管药。

（5）防治高血压。由于肾局部缺血、水钠潴留、肾素-血管紧张素系统活动增强，有10%～15%慢性肾衰竭患者合并有高血压。术前2周应进行抗高血压治疗，严重高血压患者术前不宜停药。

术中高血压的原因多为浅麻醉下气管插管刺激引起的交感神经反射，因此麻醉诱导用药应足够使麻醉达到一定深度。宜轻度通气增量，避免低氧血症和高二氧化碳血症的发生。

（6）麻醉监测。除血压、ECG、SpO_2等基本监测外，还应根据情况行$PETCO_2$、CVP、血气分析、电解质测定等。

第八章　妇产科麻醉

第一节　妇科常见手术的麻醉

一、经腹手术的麻醉

（一）子宫及附件切除术

该类手术患者多为中老年人，可能伴有循环或呼吸系统疾病，且因长期失血而常有贫血，各器官因慢性贫血可能有不同程度损害，应重视麻醉前纠正。如血红蛋白低于 70g/L，应做认真处理，待 80g/L 以上方可麻醉。一般可选择椎管内麻醉，如预计手术困难或需做淋巴结清扫时，为提高患者舒适度宜选择全身麻醉。老年患者并发心、肺疾病者应常规进行心电图及呼吸功能监测，维持血压、心率稳定，注意血容量动态平衡，防止心脏负荷增加，维持正常通气量，注意保护肾功能。该类手术除术前贫血或术中渗血较多者外，多数不需要输血。

（二）巨大卵巢肿瘤切除术

麻醉的难易程度与肿瘤大小有直接关系。巨大肿瘤可引起：①膈肌上抬，活动受限，胸廓内容积明显缩小，通气受限，患者可能长期处于低氧和二氧化碳蓄积状态，又因肺舒缩受限，易并发呼吸道感染和慢性支气管炎，因此麻醉前应常规检查肺功能及动脉血气分析，必要时行抗感染治疗。②巨大肿瘤可能压迫腔静脉、腹主动脉，使回心血量减少，下肢淤血水肿，心脏后负荷增加；又因腔静脉长期受压，逐步形成侧支循环，可使硬膜外间隙血管丛扩张淤血，麻醉前应常规检查心电图、超声心动图，了解心功能代偿程度，硬膜外穿刺、置管应谨防血管损伤，用药量应减少 1/3～1/2。③巨大肿瘤压迫胃肠道，可致患者营养不良，消瘦虚弱，继发贫血、低蛋白血症和水、电解质代谢紊乱，麻醉前应尽可能予以纠正。

麻醉方法和药物的选择应根据心肺功能代偿能力全面权衡。凡有呼吸、循环代偿不全而手术切口在脐以下的中等大小肿瘤，可选用连续椎管内麻醉或全身麻醉。巨大肿瘤促使患者难以平卧者，如属良性囊肿，麻醉前可试行囊肿穿刺缓慢放液，同时经静脉补充血浆或羧甲淀粉，然后选用全身麻醉。

术中探查、放囊内液及搬动肿瘤等操作过程中，要严密监测患者生命体征，尤其是血压，放液速度宜慢，搬出肿瘤后应立即作腹部加压。以防止一方面因腹内压骤然消失，右心回血量突然增加，导致前负荷增高而诱发急性肺水肿，另一方面又可能因为腹主动脉的压迫突然解除，后负荷突然降低而导致血压骤降、心率增快。因此，手术中要准确判断心脏前后负荷的增减，及时调节血容量平衡。麻醉后需待呼吸循环稳定、意识清醒后，再送回术后恢复室。

（三）子宫肌瘤剔除术及异位妊娠切除术

此类手术患者年龄较轻，并发症较少，椎管内麻醉基本能完成开腹手术。随着腹腔镜手术的飞速发展，当前该类手术多经腹腔镜完成，因此应用喉罩全身麻醉更为常用。

二、经阴道手术的麻醉

（一）阴式子宫切除术、肌瘤剔除术及阴道壁修补术

此类手术需用截石位，椎管内麻醉操作后要重视体位摆放及其对呼吸、循环的影响。另外，此类手术常需局部注射肾上腺素等收缩血管并反复多次牵拉宫颈，应注意处理药物引起的血压高、心率快和迷走神经反射引起的心率减慢。阴式子宫肌瘤剔除手术时间较长，渗血、出血较多，术前应认真改善全身情况，术中根据失血量及时输血补液。手术可以选用较为简便的椎管内麻醉，也可采用全身麻醉，应用刺激较小的喉罩通气道。

（二）宫腔镜检查与手术

宫腔镜能直接检查宫腔形态及宫内病变，优点为直视、准确、减少漏诊，并可取材活检，提高诊断准确性。许多妇科疾病都可进行宫腔镜手术治疗。

1.宫腔镜检查特点

膨宫介质基本要求为膨胀宫腔，减少子宫出血和便于直接操作。常用的介质有：①二

氧化碳：其折光系数为1.00，显示图像最佳，气和出血可影响观察效果。有气栓的危险，已很少使用；②低黏度液体：有生理盐水、乳酸林格氏液和5%葡萄糖等。因其黏度低，易于通过输卵管，检查操作时间过长，可致体液超负荷，故用连续灌流更安全；③高黏度液体：有32%右旋糖酐-70和羟甲基纤维素钠液等。因黏度高，与血不融，故视野清晰。罕见情况有过敏，用量过大会导致肺水肿和出血性紫癜，甚至引起肺栓塞。

2.麻醉选择

宫腔镜下手术，根据不同情况可选用全身麻醉或椎管内麻醉，由于大多数宫腔镜手术时间较短且术后疼痛少见，多采用喉罩通气道实行全身麻醉，无须肌松药，患者舒适度高，减少了迷走神经紧张综合征的发生率且恢复较快。

迷走神经紧张综合征源于敏感的宫颈管，受到扩宫刺激传导至Frankenshauser神经节、腹下神经丛、腹腔神经丛和右侧迷走神经，而出现恶心、出汗、低血压、心动过缓，严重者可致心跳骤停。宫颈明显狭窄和心动过缓者尤应注意预防。阿托品有一定预防和治疗作用。

3.麻醉管理

除常规监测与输液外，主要应注意膨宫介质的不良反应与可能发生的并发症。麻醉手术后，应送到麻醉恢复室，常规监测心电图、血压、脉搏血氧饱和度。以CO_2为膨宫介质者，术后可取头低臀高位10～15min可预防术后肩痛。以晶体液为介质者应注意有无体液超负荷或水中毒问题。待一切生命体征平稳后，方可离开麻醉恢复室。

（三）宫颈锥切、无痛人流及取环术

此类短小手术可于静脉麻醉下进行，给予适量镇静镇痛药，呼吸管理很重要，根据时间长短可保留自主呼吸，也可轻巧置入喉罩进行机械通气。

三、妇科急症手术的麻醉

妇科急症手术包括宫外孕破裂、卵巢囊肿蒂扭转、阴道宫颈撕裂伤等，最常见的为宫外孕破裂，常需急症手术。麻醉处理主要取决于失血程度，麻醉前要对患者的失血量和全身状态做出迅速判断，并做好大量输血准备，应对失血性休克。休克前期时，估计失血量为 400～600mL；如已达轻度休克，失血量为 800～1200mL；中度休克时失血量为 1200～1600mL；重度休克时失血量为 2000mL 左右。休克前期或轻度休克时可在输血、输液基础上，谨慎选用小剂量椎管内麻醉；中度或重度休克，经综合治疗无好转者，应酌情选用对心血管抑制较轻的依托咪酯、γ-羟丁酸钠、氯胺酮、琥珀酰胆碱等药物实施插管全身麻醉。诱导时要严防呕吐误吸，麻醉中要根据失血量及时进行自体血回输，补充浓缩红细胞和新鲜冰冻血浆、羟甲淀粉和平衡液，并纠正代谢性酸中毒，维护肾功能。麻醉后应继续严密观察，预防感染及心、肺、肾的继发性损害。

第二节　自然阴道分娩麻醉

有许多因素影响妇女在分娩过程中所体验的疼痛程度，包括心理准备、分娩过程中的情感支持、过去的经验、患者对生产过程的期望，以及缩宫素的作用。胎位异常（如枕后位）可能会促使早期的分娩痛更剧烈。然而，毫无疑问的是，对于大多数妇女来说，分娩和剧烈疼痛是相伴的，并且往往超出预料。

在第一产程中，疼痛刺激主要由子宫产生。宫缩可能导致子宫平滑肌缺血，最终导致缓激肽、组胺和 5-羟色胺释放。此外，子宫下段和子宫颈的伸展延长可以刺激机械性刺激感受器。这些有害刺激由伴随交感神经的感觉神经纤维传入。它们经由子宫颈部及下腹部的神经丛进入腰部交感丛。这些刺激进入 T_{10}、T_{11}、T_{12} 和 L_1 节段。随着第二产程的到来和会阴部的牵拉，躯干传入神经纤维通过会阴神经将冲动传导到 S_2、S_3、S_4 水平。

有多种分娩镇痛方式可供选择，包括心理助产法、经皮电神经刺激（TENS）、吸入性镇痛药、全身使用阿片类药物、神经干阻滞。其他区域麻醉技术例如，骶部或子宫颈周围阻滞应用不广泛。

一、经皮电神经刺激

1977 年，瑞典的医师将经皮电神经刺激（TENS）应用于分娩镇痛。方法是将两个电极

板放置产妇的背部 $T_{10} \sim L_1$ 的位置，以 $40 \sim 80Hz$ 的频率、$5 \sim 40mA$ 强度的电刺激进行镇痛，它还可通过提高痛阈、暗示及分散疼痛注意力的作用原理缓解产痛，除了对胎心监护有干扰的缺点外无任何不良反应，但其镇痛有效率仅为 25%。一般认为，经皮电神经刺激通过限制种属传递在脊髓背角突触前水平抑制疼痛从而减轻疼痛。电刺激优先激活低阈值的有髓神经。传入抑制效应通过阻断脊髓背角胶状质中靶细胞的冲动来抑制疼痛在无髓鞘小 C 型纤维中的传播。TENS 还能增强内啡肽和强啡肽的中枢释放。

二、吸入性镇痛法

1.氧化亚氮

氧化亚氮（N_2O）具有溶解度低（1.4）和气/血分配系数低（0.47）的特性，因此吸入后可迅速达到肺与脑中浓度的平衡，可作为吸入性分娩镇痛的首选吸入气体。在临床实践中，吸入 10 次或吸入 45s 一定浓度的氧化亚氮，即可达到最大镇痛的效果，而且排除快，在体内无蓄积。应用方法为：麻醉机以 $N_2O：O_2=50\%：50\%$ 混合后，在第一产程和第二产程产妇自持麻醉面罩放置于口鼻部，在宫缩前 $20 \sim 30s$ 经面罩作深呼吸数次，待产痛明显减轻消失时，面罩即可移去。于第一产程和第二产程间歇吸入。

2.恩氟烷和异氟烷

恩氟烷（enflurane）和异氟烷（isoflurane）与 N_2O 相比具有更强的分娩镇痛效果，但即使吸入较低的浓度，也可使产妇产生镇静作用并减弱子宫收缩强度。

三、全身使用阿片类药物

全身使用镇痛剂是吸入性麻醉方法用于分娩镇痛的替代方法。使用最多的药物是阿片类药物，可用于产程早期或椎管内阻滞禁忌的产妇。全身阿片类药物使用越来越少，是由于若干药物选择或剂量使用不当会造成产程镇痛效果不完善或对母婴产生不良反应。

最常用的分娩镇痛的阿片类药物包括哌替啶（pethidine）、芬太尼（fentanyl）、阿芬太尼（alfentanil）、苏芬太尼（sufentanil）、瑞芬太尼（remifentanil）。

四、椎管内神经阻滞法

椎管内阻滞包括硬膜外阻滞和蛛网膜下隙神经阻滞两种方法，前者还包括骶管阻滞。

1.骶管阻滞

主要用于第二产程以消除会阴痛。用药容积如超过 15mL，约有 81%产妇的阻滞平面可达 T_{11} 水平，由此可达到无痛宫缩的效果。据 Hingson 等人对 1 万例病例的总结，疼痛完全消失者占 81%，部分消失者占 12%，失败者占 7%。管阻滞的缺点为用药量大；穿刺置管易损伤血管或误入蛛网膜下隙，发生局部麻醉药中毒者较多，可能影响宫缩频率和强度，阻滞平面达 $T_{7\sim8}$ 水平时，尤易使宫缩变弱。此外，因盆底肌肉麻痹而无排便感，不能及时使用腹压，延长第二产程。

2.连续硬膜外阻滞

较常用于分娩止痛，有一点穿刺和两点穿刺置管 2 种。一点穿刺置管法：穿刺腰 3～4 或腰 4～5 间隙，向头置管 3cm。两点穿刺法一般选用腰 1～2 穿刺，向头置管 3cm，和腰 4～5 穿刺，向尾置管 3cm，上管阻滞 $T_{10}\sim L_2$ 脊神经，下管阻滞 $S_{2\sim4}$ 脊神经，常用 1%利多卡因或 0.25%丁哌卡因，在胎儿监测仪和宫内压测定仪的监护下，产妇进入第一产程先经上管注药，一次 4mL，以解除宫缩痛。于第一产程后半期置管注药，一次 3～4mL（含 1：20 万肾上腺素），根据产痛情况与阻滞平面可重复用药。只要用药得当，麻醉平面不超过胸 10，对宫缩可无影响。本法经母儿血气分析、Apgar 评分与神经行为检查研究，证实与自然分娩相比较无统计学差异。本法对初产妇和子宫强直收缩、疼痛剧烈的产妇尤为适用。用于先兆子痫产妇还兼有降血压和防抽搐功效，但局部麻醉药中禁加肾上腺素。本法禁用于原发和继发宫缩乏力，产程进展缓慢，以及存在仰卧位低血压综合征的产妇。本法用于第二产程时，因腹直肌和提肛肌松弛，产妇往往屏气无力，由此可引起第二产程延长，或需产钳助产。因此，在镇痛过程中应严格控制麻醉平面不超过 T_{10}，密切观察产程进展、宫缩强度、产妇血压和胎心等，以便掌握给药时间、用药剂量和必要的相应处理。具体施行中还应注意以下要点：①注药时间应在宫缩间隙期和产妇屏气停歇期。②用药剂量应比其他患者减少 1/2～2/3。③置入硬膜外导管易损伤血管，由此可加快局部麻醉药吸收而发生中毒反应或影响麻醉效果，故操作应轻巧。④应严格无菌操作，防止污染。⑤禁用于并发颅内占位病变或颅内压增高等产妇。穿刺部位感染，宫缩异常，头盆不称及骨盆异常，前置胎盘或有分娩大出血可能者也应禁用。

3.蛛网膜下隙神经阻滞

由于腰穿后头痛和阻滞平面不如硬膜外阻滞易控，除极少数医院外，甚少在产科镇痛中施用蛛网膜下隙神经阻滞。近年来有人提倡用细导管行连续蛛网膜下隙神经阻滞，认为可克服上述缺点；但细管连续蛛网膜下隙神经阻滞失败率较高，有个别报道存在永久性神经损害的危险。

4.可行走的分娩镇痛

随着分娩镇痛研究的进展，目前倡导的分娩镇痛为在镇痛的同时在第一产程鼓励产妇下床活动，可以缩短第一产程并降低剖宫产率。

具体方法为：①单纯硬膜外阻滞：使用 0.1%～0.0625% 的丁哌卡因或罗哌卡因，局部麻醉药中加入芬太尼 2μg/mL，持续硬膜外泵入 8～12mL/h。②蛛网膜下隙神经阻滞硬膜外联合阻滞法：当宫口开至 2cm 时采用蛛网膜下隙神经阻滞连硬外配套装置，于 $L_{2\sim3}$ 脊间隙行硬膜外穿刺，用 26G 腰穿针经硬膜外针内置入穿破硬脊膜，见脑脊液后注入 2.5mg 罗哌卡因、25μg 芬太尼或苏芬太尼 10μg，撤腰穿针置入连硬外导管，约 1h，经硬膜外导管持续泵入 0.0625% 的丁哌卡因或罗哌卡因加 2μg/mL 芬太尼液，每小时 8～12mL，直至第二产程结束。产程中可加入 PCA 装置以克服镇痛中的个体差异。该法对产妇运动神经无阻滞，在第一产程可下床活动。

五、局部神经阻滞法

此种镇痛方法由产科医师实施，主要包括宫颈旁阻滞（paracervical block）和会阴神经阻滞（pudendal nerve block）或会阴浸润阻滞（perineal infiltration block）。

1.宫颈旁阻滞

胎儿心动过缓是宫颈旁阻滞最常见的并发症。其主要原因为反射性胎心过缓、胎儿中枢神经系统或心肌抑制、子宫收缩性加强和子宫或脐动脉血管收缩。

2.会阴神经阻滞和会阴浸润阻滞

在第二产程，产痛主要来自阴道下段及会阴体的扩张。因此，会阴神经阻滞对第二产程镇痛效果显著。只适用于出口产钳的助产操作，但对中位产钳操作、产后宫颈修补术及宫腔探查术的局部麻醉效果较差。

会阴浸润阻滞麻醉只适用于会阴侧切及阴道修补术。

第三节　剖宫产麻醉

最开始，剖宫产是作为一种抢救孕妇和胎儿的紧急分娩方式，只有在非正常情况下才使用。但是随着医疗技术水平的提高，世界各地的剖宫产率都有升高的趋势。目前国内剖宫产率越来越高，其原因可包括胎儿原因、产妇原因、头盆原因及社会原因，其中以胎儿原因最为多见。常见的剖宫产指征为滞产、头盆不称、多胎妊娠、臀位、先露异常、胎儿窘迫以及剖宫产史等。

一、术前评估

大多数产科手术属急症性质，麻醉医师首先应详细了解产程经过，对母胎情况做出全面估计；了解既往病史、药物过敏史及术前进食、进饮情况。除了一般的病史采集外，还应关注孕妇保健以及相关的产科病史、麻醉史、气道情况、妊娠后心、肺功能、基础血压等，椎管内麻醉前还应检查背部穿刺部位的情况。在解释操作步骤和可能发生的并发症后，获得患者的知情同意。

化验检查血、尿常规，肝、肾功能，出凝血时间。对患有妊娠相关高血压、HELLP 综合征和其他凝血障碍相关疾病拟行椎管内麻醉的患者，尤其要关注血小板计数和凝血功能检查。

麻醉医师应与产科医师就胎儿的宫内状况，术前要进行相互沟通。

胃动力和胃食管括约肌功能的减退以及胃酸分泌过多都可使产妇具有较高的反流误吸

的风险，所以无论是否禁食，所有产妇均应视为饱胃患者。

二、术前准备

（1）要充分认识产科麻醉具有相对较高的风险，妊娠期间呼吸、循环都发生了一系列的改变，特别是心血管系统改变最大。产妇入院后，对估价有手术可能者尽早开始禁食禁饮，并以葡萄糖液静脉滴注维持能量。临产前给予胃酸中和药。对饱胃者，应设法排空胃内容物。如有困难，应避免采用全身麻醉；必须施行者，应首先施行清醒气管内插管，充气导管套囊以防止呕吐误吸。对先兆子痫、子痫及引产期产妇或有大出血可能的产妇，麻醉前应总结术前用药情况，包括药物种类、剂量和给药时间，以避免重复用药的错误，并做好新生儿急救及异常出血处理的准备。

（2）麻醉前应准备好麻醉机、吸氧装置和相应的麻醉器械和药品，以应对潜在的并发症，如插管失败、呼吸抑制、低血压、镇痛效果不佳及呕吐等。

（3）不论选择哪种麻醉方法，麻醉后都应尽量保持子宫左侧移位。

三、麻醉选择

剖宫产麻醉方式没有一成不变的模式，麻醉方式的选择取决于手术指征、手术的紧急程度、孕妇的要求及麻醉医师的判断，包括全身麻醉和区域麻醉，即硬膜外阻滞、蛛网膜下隙阻滞、蛛网膜下隙与硬膜外腔联合麻醉及全身麻醉。

（一）硬膜外阻滞

为近年来国内外施行剖宫产术的首选麻醉方法。止痛效果可靠，麻醉平面和血压的控制较容易，控制麻醉平面不超过胸8，宫缩痛可获解除，宫缩无明显抑制，腹壁肌肉松弛，对胎儿呼吸循环无抑制。

硬膜外阻滞用于剖宫产术，穿刺点多选用腰2～3或腰1～2间隙，向头或向尾侧置管3cm。局部麻醉药常选用1.5%～2%利多卡因或0.5%丁哌卡因。用药剂量可比非孕妇减少1/3。

和蛛网膜下隙神经阻滞相比，硬膜外阻滞需要使用大剂量局部麻醉药才能达到剖宫产手术所需阻滞的平面。在剖宫产术中，经由硬膜外途径给予大量局部麻醉药具有潜在的毒性，且孕妇硬膜外血管常处于充盈状态，穿刺置管应小心，以免误入血管。硬膜外导管有移动的可能，因此即使采用负压回抽试验也不能完全排除导管进入蛛网膜下隙或血管的可能。有多种措施可以减少局部麻醉药中毒的危险。首先在注药前应回吸，然后给予试验剂量（如2%利多卡因3～5mL）并观察产妇的反应；其次应分次给药；最后应选择更安全的药物（如氯普鲁卡因和利多卡因）或较新的酰胺类局部麻醉药（如罗哌卡因和左旋丁哌卡因）。

局部麻醉药中添加少量芬太尼（2μg/mL）或苏芬太尼（0.5μg/mL）有助于改善麻醉效果。可乐定也用来添加至硬膜外局部麻醉药中，但常产生镇静、心动过缓以及低血压。硬膜外已经置管行分娩镇痛的患者，拟行急诊剖宫产时，可直接利用原导管有效地实施硬膜外麻醉。

为预防仰卧位低血压综合征，产妇最好采用左侧倾斜30°体位，或垫高产妇右髋部，使之左侧倾斜20°～30°，这样可减轻巨大子宫对腹后壁大血管的压迫，并常规开放上肢静脉，给予预防性输液。在平卧位时约有90%临产妇的下腔静脉被子宫压迫，甚至完全阻塞，下肢静脉血将通过椎管内和椎旁静脉丛及奇静脉等回流至上腔静脉。因此，可引起椎管内静脉丛怒张，硬膜外间隙变窄和蛛网膜下隙压力增加。平卧位时腹主动脉也可受压，从而影响肾和子宫胎盘血流灌注，妨碍胎盘的气体交换，甚至减损胎盘功能。有报道约50%产妇于临产期取平卧位时出现"仰卧位低血压综合征"，表现为低血压、心动过速、虚脱和晕厥。

（二）蛛网膜下隙阻滞（蛛网膜下隙神经阻滞）

在剖宫产手术中实施蛛网膜下隙阻滞有许多优点：起效快，阻滞效果良好，并且由于局部麻醉药使用剂量小，发生局部麻醉药中毒的概率小，通过胎盘进入胎儿的剂量也相应减少。另外，蛛网膜下隙阻滞失败率较低，不会造成局部麻醉药意外血管内注射，或大量注入蛛网膜下隙造成全蛛网膜下隙神经阻滞。蛛网膜下隙神经阻滞的缺点包括麻醉时间有限和容易出现低血压。

蛛网膜下隙神经阻滞最常使用的药物是重比重丁哌卡因（丁哌卡因用 10%葡萄糖溶液稀释），常用剂量为 6～10mg，起效时间为 1.5～2h，和大多数剖宫产所需时间相当。尽管增加蛛网膜下隙神经阻滞用药量可以升高阻滞平面，但超过 15mg，低血压的发生率明显升高及麻醉平面过于广泛。低血压可通过预先给予一定量的液体（500mL 林格液）、子宫移位（通常是左移）以及准备好麻黄碱等升压药来预防。阻滞平面的高低与产妇身高、体重等因素有一定关系，尤其是与局部麻醉药剂量呈明显的正相关。患者体位可采用侧卧位或坐位，对于肥胖产妇，坐位是蛛网膜下隙穿刺的最佳体位。而重比重药物比等比重药物更容易预测阻滞平面的高度，而且麻醉医师也可以通过改变手术床位置来调整平面高度。

在剖宫产中，有时尽管阻滞平面已经很高（T_4），但仍有部分产妇会产生不同程度的内脏不适，尤其是当产科医生牵拉子宫时。局部麻醉药中加入少量麻醉性镇痛药如芬太尼（15～25μg）、苏芬太尼、吗啡（0.1～0.25mg）等能减少术中牵拉不适的发生，用药后要加强监护以防止迟发性呼吸抑制的发生。

（三）联合蛛网膜下隙和硬膜外腔麻醉

蛛网膜下隙与硬膜外腔联合麻醉（combined spinal-epidural anesthesia，CSEA）综合了蛛网膜下隙阻滞和硬膜外阻滞各自的优点。该法既发挥了蛛网膜下隙神经阻滞用药量小、潜伏期短、效果确切的优点，又可发挥连续硬膜外阻滞的灵活性，具可用于术后镇痛的优点。由于腰麻穿刺针细（26G），前端为笔尖式，对硬脊膜损伤少，故蛛网膜下隙神经阻滞后头痛的发生率大大减少。产妇蛛网膜下隙神经阻滞用药量为非孕妇的 1/2～2/3 即可达到满意的神经阻滞平面（T_8～S）。近年来，CSEA 已广泛用于剖宫产手术的麻醉中。

穿刺点常选择 L_2～L_3，使用"针过针"技术，由硬膜外穿刺针进入硬膜外腔后，经该穿刺针置入长带侧孔的微创性腰穿针直至刺破蛛网膜，见脑脊液自动流出，证明穿刺成功。注入局部麻醉药后，退出穿刺针，头侧方向置入硬膜外导管 3～5cm，必要时可从硬膜外腔给药，以实施连续硬膜外麻醉或 PCEA 术后镇痛。

（四）全身麻醉

尽管近几十年来在剖宫产中使用全身麻醉已经明显减少，但少数情况下仍需施行全身麻醉，包括产妇大出血、凝血功能障碍、威胁胎儿生存，或是产妇拒绝区域麻醉。全身麻醉的优点包括可消除产妇紧张恐惧心理、诱导迅速，较少发生血压下降和心血管系统不稳定，能够保证呼吸道通畅并控制通气，适用于精神高度紧张的产妇或并发精神病、腰椎疾病或感染的产妇。其最大缺点为容易呕吐或反流而致误吸，甚至死亡。此外，全身麻醉的操作管理较为复杂，要求麻醉者有较全面的技术水平和设备条件，麻醉用药不当或维持过深有造成新生儿呼吸循环抑制的危险，难以保证母儿安全，苏醒则更须有专人护理，麻醉后并发症也较硬膜外阻滞多；因此，全身麻醉一般只在硬膜外阻滞或局部浸润麻醉有禁忌时方采用。

目前较通用的全身麻醉方法为：硫喷妥钠（4～5mg/kg）、琥珀酰胆碱（1～1.5mg/kg）静脉注射，施行快速诱导插管，继以50%～70%氧化亚氮加0.5%异氟烷维持浅麻醉，必要时应用肌松药。手术结束前5～10min停用麻药，用高流量氧"冲洗"肺泡以加速苏醒。产妇完全清醒后，拔出气管插管。

防止胃液反流及误吸的措施：①气管插管迅速有效；②插管前避免正压通气；③气管插管时压迫环状软骨（sellick手法）；④待患者完全清醒、喉反射恢复后拔管。

现在不提倡常规应用非去极化肌松药原因如下：①非去极化肌松药可影响琥珀酰胆碱作用，使其起效时间延迟、作用时间缩短、作用强度减弱，增加气管插管的难度；②非孕妇女由于肌束收缩食管下段压升高大于胃内压，防止反流的食管下段压力因肌束收缩而升高；③孕妇腹肌张力下降，胃内压力不会因肌束收缩而升高；④孕妇由于孕激素水平高、肌纤维成束收缩较少，琥珀酰胆碱所致的肌痛也较少发生。

插管失败或插管困难是麻醉相关性孕妇死亡的首要原因。假声带黏膜毛细血管充血，要求在孕妇中需要选用较小号的气管插管。对于大多数孕妇来说，最好选用6.5或7.0号带套囊的气管插管。经鼻插管或插入鼻胃管，均可能导致出血。

第九章　骨科手术麻醉

骨科手术治疗的目的主要是解除病痛，恢复或改善相关运动器官的功能，以及功能重建，预防或矫正由先天或后天因素造成的运动器官的畸形，其手术范围大致包括四肢、骨关节、脊柱、神经与肌肉等部位。随着对运动器官功能研究的进展与手术技能及器械的改进，其手术范围不断扩大，操作技巧也越来越精细，故对麻醉的要求也越来越高。通常骨科手术的麻醉方法选择椎管内麻醉与部位神经阻滞居多，但较复杂的手术，以及出血严重的手术仍以气管内插管全身麻醉为主，如创伤休克需紧急处理，自体输血、急性等容性血液稀释、红细胞回收技术等，这对保障患者的安全极为重要。

第一节　术前病情与麻醉评估

骨科患者年龄段分布广，小至婴幼儿，上到百岁老人。手术患者个体情况差异较大，如一般性骨折与择期矫形手术患者，全身状况大多较好，麻醉与手术耐受力亦较强。而脊椎、髋关节，以及骶骨病变者多为长期卧床，尤其伴有合并症者，对麻醉的耐受力相对较差，风险亦较高。

（一）体位要求

（1）骨科体位摆放较多，常有仰卧位、侧卧位与俯卧位，无论取何种体位，均应摆放自然、稳妥，垫铺平整、柔软，以防止凸压伤。对于手术操作部位高于心脏水平，则有发生空气栓塞的可能，如手术野有较大静脉或静脉丛开放而未能及时发现、处理，则可能导致较多的微小气体进入静脉积聚而形成气栓，以致引起肺血管空气栓塞。虽然此现象较为罕见，但围术期中如突发呼吸、循环及中枢神经系统异常时，应首先考虑可能发生空气栓塞。

（2）俯卧体位往往胸廓及腹部受压较重，可引起通气受限。腹部受压显著则腹腔静脉回流受阻，迫使静脉血逆流至脊椎静脉丛，可导致硬膜外静脉充血，易加重脊柱手术创面渗出血以致增加止血难度。因此，取俯卧体位时应尽量以上半胸廓或胸肩水平与髂骨作支点为宜。俯卧位全身麻醉患者除注意气管内插管的扭曲、过深或脱位外，还应关注辅助控制通气时潮气量不宜过高，以免增加胸腔内压，影响静脉回心血量而引起低血压。另外，还需妥善保护眼睛与生殖器等。

（二）麻醉方法

临床上一般根据全身状况、手术部位、体位，以及病变大小和手术难易程度、操作时间长短决定麻醉方法。

（1）四肢手术通常选用臂丛神经阻滞或连续硬膜外阻滞，少数患者或不予配合者则采取全麻。老年患者若脊柱骨质增生、椎间隙钙化者，其硬膜外腔穿刺困难或硬膜外阻滞不全者也可改用全麻。

（2）颈椎与胸椎手术大都在全麻下进行，尤其手术操作复杂与全身状况欠佳者。

（3）颈椎骨折或损伤较重者，其并发症发生率也较高，若选择全麻，预先保持患者清醒状态下摆好自然体位，气管内插管操作应避免患者头部后仰与颈部扭曲，防止病变部位压迫或加重脊髓损伤而引起呼吸肌麻痹，甚至死亡。该手术患者一般采取呼吸道充分表面麻醉，在神志清醒状态下借助纤维支气管镜引导气管内插管，或经鼻腔盲探气管内插管。少数颈椎手术可能导致四肢瘫痪与呼吸功能障碍，如果手术医师选择局部浸润麻醉，麻醉医师也应注意呼吸道管理，保持呼吸道通畅，防止上呼吸道梗阻，避免呼吸功能意外。

（4）脊髓损伤或压迫而致截瘫或神经干损伤造成肌肉麻痹者，全麻诱导禁用琥珀酰胆碱，以免引起血钾增高而导致心律失常，甚至心搏骤停。

（三）控制术中出血

骨科手术渗出血较多，术野止血较有难度，复杂手术失血量可达 5000～6000mL，甚至万余毫升，因此，术前应有充分准备，备好充足的血源。此外，除开放两条静脉通路外，为减少手术出血，可实施控制性低温、低血压。估计存在大量出血者，而非恶性肿瘤患者，还可采用自体血回收技术，以及建立持续动、静脉监测与尿量监测等，以指导输血、补液。

（四）其他

（1）长期卧床者常伴有营养不良，水、电解质紊乱，尤其老年患者，其心肺代偿功能减退，对麻醉与手术的耐受力显著降低，故麻醉风险也随之增高。高龄患者一般血液黏度高，且长期卧床可因血液浓缩及血流缓慢而引起下肢静脉或深部静脉血栓形成，故在其活动、搬动或输液期间可能引起血栓脱落，若发生栓塞肺动脉，可导致致命后果，应予以警惕。

（2）长期服用糖皮质激素患者可引起肾上腺皮质功能降低，术中易出现原因不明的虚脱、休克、苏醒延迟及呼吸抑制延长等，术中应补充皮质激素，以增强机体的应激能力。

（3）脊柱侧弯畸形可致胸廓发育畸形而出现合并限制性肺功能障碍。强直性脊柱炎因椎体间隙与脊肋关节固定，胸廓活动受限，则肺活量降低，两者均使麻醉难度增加。

（4）文献报道骨黏合剂（骨水泥）填充可出现显著的低血压，偶可导致心搏骤停，甚至死亡。临床有两种解释：①甲基丙烯酸酯（骨黏合剂）引起的直接血管扩张和/或心肌抑制。②空气、脂肪颗粒、骨髓进入静脉导致肺栓塞。为减少或避免此并发症的发生，可采取以下措施：

a.当骨黏合剂反应成团泥阶段再填充。

b.在所填充区临近骨钻孔排气、排液，避免封闭式填入。

c.填充骨髓腔时应使接触面干燥无血，并将多余的黏合剂清除。

d.局部冰水降温。

e.止血带应逐渐放松。

第二节　上肢及肩部手术患者的麻醉处理

上肢及肩部手术常见外伤性骨折复位固定、相关神经松解、畸形矫治、断肢（指）再植等，一般选择区域麻醉，特殊者则采用全身麻醉或两者结合。

（一）主要病理生理及临床表现

骨折患者均有明显的疼痛及功能障碍，影像学检查则可确诊。神经卡压或损伤患者多有爪形手、肌肉萎缩、手指麻木、运动功能障碍等表现。先天畸形者以多指、并指居多，患者多为小儿。断肢（指）再植者大都为车祸、工伤、灾害伤等意外情况所致，轻者疼痛明显，功能受限或丧失，重者多伴有失血性、创伤性休克等状况。

（二）麻醉处理要点

1.术前准备

（1）骨折、外伤、断肢（指）再植患者多为急症，疼痛和阿片类药物的应用可导致胃排空延迟，急诊手术应视为饱胃患者。合并严重创伤及休克者应在准备麻醉与手术的同时，包括输血、输液与面罩吸氧等，尽可能纠正其生理功能的紊乱，如情况允许应多了解其既往病史。

（2）神经松解、畸形纠正的患者多为择期手术，大多为全身状况较好的健康患者，麻醉前应详细了解病史，是否伴有其他疾病，以及既往麻醉手术史和家族史。术前仍需检测凝血功能，如有凝血功能障碍则应避免使用椎管内神经阻滞。多发关节挛缩须行矫形手术的小儿，应注意有无心血管畸形，如马方（Marfan）综合征常并存心血管病变。

2.麻醉选择

（1）臂丛神经阻滞操作简便、作用可靠，对生理干扰轻微，故上肢手术一般都能在臂丛神经阻滞下圆满完成，只是根据不同手术部位而选择不同的臂丛神经阻滞径路

（2）肩及上臂的手术则选择肌间沟入路方法，由于其皮肤、组织感觉由 C_5、C_6 脊神经支配，故单独经肌间沟臂丛神经阻滞大都可满足肩关节手术操作条件，肌间沟法有时阻滞不全，若切口延长至腋窝，可补充皮下局部麻醉药浸润则解决。

（3）前臂、手腕及手指的手术多选择腋窝入路方式（腋路法），因为手部与前臂内侧为 $C_7 \sim C_8$ 和 T_1 支配。

（4）肘部手术既可采用肌间沟径路，也可选择腋路臂丛神经阻滞。采用腋路臂丛神经阻滞应同时在腋下阻滞 $T_1 \sim T_2$ 支配的肋间臂内侧皮神经，以使麻醉效果更为完善。

（5）锁骨上入路常因气胸发生率高较少使用。

此外，因为有可能出现膈神经及喉返神经被阻滞，应避免同时行双侧肌间沟臂丛神经阻滞。双上肢同时手术的患者应选择全身麻醉或颈胸段硬膜外阻滞，但颈胸段硬膜外穿刺技术与术中管理要求很高，一旦平面扩散过广，很容易出现呼吸、循环抑制，故必须慎用。一般穿刺点选 $C_7 \sim T_1$ 或 $T_1 \sim T_2$ 间隙，局部麻醉药浓度须降低，一般使用 1%～1.5%利多卡因、0.25%布比卡因或 0.25%罗哌卡因，上述药液先注入 2～3mL 试验剂量后，无异常情况，再分次注入全量 8～12mL。

手腕以下的小手术也可选用周围神经阻滞或局部浸润麻醉，但不适用于需要应用止血带的手术。小儿及不能合作的患者不宜实施臂丛神经阻滞方法，则改用全身麻醉为佳。臂丛神经损伤的患者目前也不主张选用臂丛神经阻滞，大都选择全身麻醉。

局麻药可选择利多卡因与布比卡因等长效局麻药混合液，药物浓度不必太高（如 1%利多卡因和 0.25%布比卡因混合液），而较大容量（40～50mL）更有利于药物在鞘内扩散。

持续臂丛神经阻滞延长了臂丛阻滞的作用时间，为长时间实施上肢手术的开展提供了便利条件。通常持续臂丛神经阻滞多选择腋路法，穿刺针可选择套管针或小儿硬膜外穿刺针，穿刺成功后可留置导管，给予首次剂量后能保障持续或间隔给药从而延长麻醉时间，满足长时间的手术需要。

近年来神经刺激器的使用，使臂丛神经阻滞的选点与定位更加准确，同时减少了并发症的发生，值得临床推广。

（三）麻醉与术中注意事项

1.臂丛神经阻滞并发症

（1）局麻药毒性反应：主要因局麻药用量过大或误入血管所致，尤其腋路法出现概率较大，因此，注药前及注药期间应不断反复回抽针栓，防止误注入血管内，以便降低其发生率。一旦发生局麻药毒性反应，立即处理。

（2）出血及血肿形成：由于臂丛神经周围血管较丰富，无论何种入路方法均有损伤血管可能。此外，因周围组织疏松，一旦出血可形成较大血肿。如穿刺时回抽有血，应拔出穿刺针，并在局部压迫止血后再改变方向重新穿刺，若选择腋路法也可继续进针，使穿刺针穿过腋动脉，再次回抽无血，即可给药，注射过程中仍须反复回抽，防止局麻药误入血管。

（3）气胸：锁骨上入路常见，肌间沟入路法也时有发生。多因穿刺针方向不当或进针过深穿破胸膜或肺尖，肺内气体进入胸膜腔引起。由于刺破伤口直径小，气胸多进展缓慢，穿刺数小时后患者方出现症状，胸部影像学检查可确诊。如气胸肺压缩＜20%可进一步观察，吸氧，待其自然闭合恢复吸收。若气胸肺压缩＞20%并有明显症状时，则应及时实施胸膜腔闭式引流术。

（4）膈神经麻痹：可发生于肌间沟与锁骨上入路法，患者可出现胸闷、气短，严重者需吸氧及辅助呼吸。

（5）喉返神经麻痹：常见于肌间沟及锁骨上入路法，患者表现为声嘶，检查可发现患侧声带麻痹，若影响通气时应给予吸氧及辅助呼吸。

（6）霍纳综合征：多见于肌间沟入路法，主要为患侧颈胸神经节（星状神经节）被阻滞所致，表现为在阻滞侧出现眼睑下垂、瞳孔缩小与面部无汗等症状，一般不需特殊处理，可自行恢复。

（7）高位硬膜外阻滞或全脊麻：当肌间沟入路法出现失误，如穿刺针刺入过深，进入硬膜外腔或蛛网膜下腔，注入局麻药所致，患者可较快发生意识丧失，呼吸、心搏停止，一旦发生应立即抢救（如气管内插管、心肺复苏等）。

2.止血带的使用

（1）四肢手术止血带应用广泛，既可显著减少失血，又可提供良好的无血手术野，有利于手术操作。应用止血带必须掌握正确的使用方法及使用时限，避免因使用不当引起的并发症。上肢手术其止血带应放在上肢中、上 1/3 处，而下肢应尽量靠近腹股沟处。充气压力上肢以高于动脉收缩压 50mmHg 为宜，下肢则高于 100mmHg 为妥。充气持续时间上肢一般不应超过 1h，而下肢则不超过 1.5h。手术时间较长者中途可松开 10～15min 后再充气，以免肢体因长时间压迫缺血而发生不可逆损伤。

（2）止血带充气期间，局部组织可缺氧，可产生细胞内酸中毒，充气时间过长，患者可感到远端肢体疼痛不适或烧灼感，有时静脉使用吗啡类镇痛药也无效，但放松止血带后便可缓解，其原因可能与细胞内酸中毒及神经受压有关。充气时回心血量增多，可表现为中心静脉压或动脉压轻微增高。放气后肢体得到重新灌注，代谢产物进入血循环，通常会导致中心静脉压和动脉降低，对心血管功能正常的患者来说一般影响不大。但当患者心功能较差时，可能导致血压明显降低，甚至发生心搏骤停的严重后果，必须加以注意。放气时应缓慢降低止血带压力，必要时使用血管活性药。

3.断肢（指）再植

断肢（指）再植手术的特点是手术需时较长，要求患肢的血管扩张，镇痛必须完全，因大多数患者为急诊，若术前无禁食准备，一般不适宜施行全麻。颈段高位硬膜外可满足此手术要求，但高位椎管穿刺技术要求较高，且对生理功能的影响较大，故危险性也高。单次臂丛神经阻滞作用时间有限，即使选用长效局麻药有时也因作用时间不够而行二次阻滞，甚至多次阻滞，而多次行臂丛神经阻滞操作烦琐，并增加其穿刺成功的难度，且发生并发症的机会相对增多。有报道称可选择连续臂丛阻滞方法，如穿刺后在腋鞘内留置导管，施行持续阻滞。此方法优点是：操作相对简便，阻滞效果可靠，不需要特殊设备，术后还可留置镇痛泵镇痛，有利于持续保持吻合血管扩张，促进断肢（指）血循环，利于断肢（指）存活；缺点是：穿刺针相对较粗，损伤神经及血管及血管的机会增大。

第三节　下肢及髋关节手术患者的麻醉处理

下肢、股骨颈及髋关节疾病手术需镇痛完善，肌肉松弛，以满足手术操作需求，而硬膜外阻滞或蛛网膜下腔阻滞均能达到其目的。

（一）主要病理生理及临床表现

常见的手术包括骨折及髋关节、膝关节置换，以及肿瘤、糖尿病坏疽等原因导致的截肢术等，以老年人居多，患者多有明显的功能障碍，活动不便或长期卧床，易引起下肢静脉血栓形成，术中及术后发生肺栓塞的概率增加。老年患者常有较多合并症，多年的慢性病史及长期卧床使其心肺功能储备下降，对麻醉和手术的耐受能力降低。恶性肿瘤患者多伴低血容量、贫血和低蛋白血症，全身情况较差。股骨头坏死者多有长时间应用皮质激素史，常导致肾上腺皮质功能受损。患糖尿病者则免疫力降低，容易发生感染，代谢障碍，蛋白质合成减少，不利于术后的恢复。

（二）麻醉处理要点

1.麻醉前准备

老年人患高血压、冠心病、慢性支气管炎等慢性疾病概率较高，术前应详细询问病史，全面体检并评估其心肺等重要脏器功能，尽量调整好患者的全身状况，使之能耐受麻醉和手术。抗高血压药的应用应持续至手术日晨。病态窦房结（病窦）综合征及二度以上房室传导阻滞的患者应安装临时起搏器。6个月以内发生心肌梗死的择期手术患者应推迟手术。严重心律失常、有肺部感染的患者应控制以后再行手术。股骨头坏死的患者多有长期服用皮质激素的病史，激素的长期使用常导致肾上腺皮质功能受损，可造成术中顽固性低血压、苏醒延迟或呼吸抑制延长等表现。术中低血压的原因常因合并失血过多而难以确定，术前应检查其肾上腺皮质功能是否正常，必要时在术前和术中使用皮质激素以提高患者的应激能力。关节置换的患者多有长期卧床史，下肢静脉血栓形成概率高，术中及术后深静脉血栓脱落造成肺栓塞，严重者可造成患者猝死。据美国胸科医师协会报道，骨科大手术后深静脉血栓总发生率：人工髋关节置换术为42%～57%、人工膝关节置换术为41%～85%、髋部骨折手术为46%～60%。肺栓塞总发生率：人工髋关节置换术0.9%～28.0%、人工膝关节置换术为1.5%～10.0%、髋部骨折手术为3.0%～11.0%。围术期抗凝血药的使用有助于减少此种并发症的发生。但抗凝血药对硬膜外阻滞有影响，使用时应权衡其利弊。对于长期服用抗凝血药的患者应避免使用椎管内麻醉。长期卧床的患者心肺功能难以准确评估，加上手术特殊体位及失血量较多，术中发生心血管意外的概率明显增加，故加强术中监测十分重要。恶性肿瘤患者多伴低血容量、贫血和低蛋白血症，术前须给予少量输血，补充蛋白、葡萄糖和维生素，纠正电解质和酸碱失衡等。糖尿病患者手术前血糖一般不要求控制到完全正常水平，以免发生低血糖。一般认为择期手术患者术前空腹血糖应控制在 8.3mmol/L 以下，最高不应超过 11mmol/L，或餐后血糖不超过 14mmol/L，尿糖、尿酮体呈阴性。术中定时监测血糖，及时调整，避免低血糖反应。

2.麻醉方式的选择

麻醉方式多选择硬膜外阻滞或全身麻醉。长期卧床的患者肺功能多较差，常可合并肺部感染，实施全麻后可能加重肺部感染，因而实施全麻有一定顾虑。有报道椎管内麻醉有助于减少深静脉血栓和肺栓塞的机会，同时可避免全麻后的肺部并发症。硬膜外留置导管也有利于术后镇痛。但一般情况较差的老年人常不能耐受手术时间过长和长时间处于侧卧体位。硬膜外阻滞辅助适当的镇静，或者硬膜外阻滞联合浅全麻，在保留硬膜外阻滞优点的同时，可提高手术的安全性和患者的舒适性。

（三）麻醉实施中注意事项

1.围术期血液保护

血液保护的主要内容是术中尽量减少出血、减少输血，必须输血时首先考虑自体输血。具体措施包括严格掌握输血指征、自体血储备、血液稀释、血液回收、控制性降压等。由于骨组织的血运丰富，创面渗血较多且难以止血，手术时间越长出血越多，术后创面还可能继续渗血，因而术前对此应有充分的准备。预计失血较多的手术，手术开始前应做好深静脉穿刺及有创动脉压监测，开放两条以上静脉通路，手术开始后密切观察手术进程，及时补充丢失的血容量，必要时应用血管活性药物维持血压。应用控制性降压、血液回收及血液稀释技术，可以减少有形成分的丢失，降低血制品的使用量，维持胶渗压。自体血液回收常见的并发症为低蛋白血症和凝血功能障碍，主要发生于失血量较大患者，应及时补充血浆及凝血因子，肿瘤、感染部位手术应禁用自体血液回收，防止炎症、肿瘤扩散。关节置换尤其是髋关节置换的患者，术中及术后发生静脉血栓的概率相对较高，加之术中失血量较多，对于这种患者在手术开始前进行必要的血液稀释可降低或预防血栓的发生率，并减少失血量。但对于贫血、凝血功能不全等患者应避免实施血液稀释。大量输血患者应行血气分析与血生化监测，补充钙离子及纠正酸中毒，调节电解质和酸碱平衡。

2.止血带的使用

参见本章第二节。

3.骨水泥

临床上常用骨水泥的成分是甲基丙烯酸酯。骨水泥有直接血管扩张作用和心肌抑制作用，进入骨髓腔可引起低血压及心率增快等类过敏反应症状，部分患者可出现心律失常，甚至心搏骤停。如果存在血容量不足的情况时症状更加明显，严重者可出现休克，应及时使用血管收缩药处理。骨水泥植入时髓腔压力升高，可发生空气、脂肪或骨髓进入静脉导致肺栓塞，严重者致术中出现肺不张、肺通气量不足导致低氧血症，还可出现心搏、呼吸骤停。使用骨水泥前静脉应用抗过敏药、补足血容量、保证充分氧供，可减少减轻此种症状的发生率和严重程度，在使用骨水泥前后应严密观察患者，出现情况应及时处理。

4.体位

大多数全髋置换术取侧卧位，对潜在肺功能障碍患者易产生体位性通气/血流比值失调而引起低氧血症。肩部受压可能影响腋动脉和臂丛神经，股部加压影响股部神经血管，尤其在控制性降压患者中容易发生。应在上胸部下边放置适宜的腋垫和谨慎安置腹部的固定架，以避免或减轻对血管和神经的压迫、缺血。

5.术后镇痛

关节置换尤其是膝关节置换患者术后疼痛明显，可采用硬膜外和股神经、坐骨神经阻滞或鞘内注射吗啡的方法进行术后镇痛。术后镇痛有利于患者早日活动，有利于患者的康复。

第四节　脊柱手术患者的麻醉处理

临床上常见手术为颈椎病、腰椎间盘突出、椎管狭窄、椎体结核、椎管内肿瘤、脊髓损伤与脊柱畸形等。

（一）主要病理生理及临床表现

1.颈椎病变

中老年人多见，病变有椎管狭窄、颈椎损伤、肿瘤、结核、骨折与脱位等，都有其相对应的病理生理改变，其共性大都有神经压迫症状而引起的功能障碍。通常患者可表现为颈痛、上肢无力或麻木，手部精细运动功能减弱、下肢踩棉花感等。

2.胸椎病变

主要有胸椎骨折、畸形（如脊柱侧弯等）、肿瘤等，有着脊柱共同的病理生理改变，即感觉、运动障碍。

3.腰椎病变

（1）腰椎病变以椎间盘突出多见，中青年居多。其病理改变为椎间盘某一区域的纤维环破裂，髓核变性突出，对脊髓产生压迫症状。

（2）腰椎管狭窄症多见于老年人，病理改变起始于椎间盘退变，腰椎因椎间盘退变，椎间隙变窄，出现了椎板、椎体、黄韧带等退变，组织肥厚，中央椎管、神经根管椎间孔有效容积减少，出现了腰骶神经根和马尾神经相应的压迫症状和体征。

（3）椎体结核是骨与关节结核中最常见的一种，腰椎是好发部位，胸椎次之。这与椎体负重大、易于劳损，肌肉附着少和血液供应差有关。

4.脊髓损伤

脊髓损伤多由脊柱骨折、脱位所致，交通事故、运动及坠落伤、暴力损伤是常见原因，常发生在颈中段和胸腰段部位，青壮年男性多见。完全脊髓损伤后患者呈现松弛性瘫痪，损伤平面以下的感觉、运动及脊髓反射完全丧失，同时伴有血压下降、心动过缓及心电图异常，往往需急诊行骨折手术复位，以解除脊髓压迫，改善和恢复脊髓功能和保持脊柱的稳定。

5.主要临床表现

（1）脊柱外伤：如骨折多为闭合性，有时可引起血胸、腹膜后血肿等。

（2）脊髓损伤：低位损伤常致截瘫。高位损伤轻者呼吸肌麻痹，呼吸困难，重者导致死亡。

（3）椎管狭窄：一般相应椎体节段出现前屈、后伸、旋转时神经系统症状。

（4）椎间盘突出：患者多表现为腰痛伴单侧或双侧下肢至膝以下的放射痛、麻木感等。

（5）椎体结核：患者可出现病变部位疼痛，食欲不振、消瘦、午后潮热、盗汗等全身症状，椎体破坏塌陷后可形成角状后突畸形。

（二）麻醉处理要点

1.麻醉前准备

（1）由于患者的年龄不同，个体间差异也较大，故麻醉前应详细询问病史，注意合并症的治疗。

（2）强直性脊柱炎、颈椎病、颈椎损伤等患者头颈部活动受限，可导致全麻气管内插管困难，术前访视应仔细评估者情况并做好应对方案。

（3）长期卧床患者应了解是否存在肺部感染，是否有深静脉血栓等。

（4）对截瘫患者麻醉诱导药应避免使用琥珀酰胆碱。

（5）椎体及椎管内肿瘤、脊柱侧弯矫正手术可能会大量出血，应考虑采用术前自体血储备、术中血液稀释、控制性降压及红细胞回收等血液保护措施，手术开始前应做好有创动脉压和中心静脉压监测。

2.麻醉方式的选择

应根据患者自身情况及手术需要选择麻醉方式。

3.一般认为

（1）颈椎前路手术患者若全身情况较好，且能够合作者，可选择颈丛神经阻滞，在意识清醒、镇静状态下则可完成手术。

（2）颈椎后路手术若俯卧位操作，为便利呼吸管理，以全麻气管内插管控制呼吸为宜。

（3）颈椎骨折、颈髓损伤患者则应在保护好颈椎的情况下，选择呼吸道充分表面麻醉、保持自主呼吸与神志清醒条件下完成气管内插管。

4.胸椎手术

胸椎手术创伤大、出血多，且大多处于俯卧位，故应采取全麻气管内插管，以利于呼吸管理。需要开胸实施手术操作者，应选择双腔支气管导管插管。

5.腰椎手术

实施腰椎手术时，若手术时间较短、一般情况较好的患者，可选择硬膜外阻滞。如手术时间较长，且为老年人或肥胖者，以及不能耐受较长时间俯卧位患者，也应选择全身麻醉。

6.脊柱侧弯矫形手术

脊柱侧弯矫形手术创伤大，手术时间长，选择全身麻醉方安全。

（三）麻醉与术中注意事项

1.颈丛神经阻滞

该麻醉方法主要并发症包括穿刺针误入蛛网膜下腔、局麻药中毒、膈神经阻滞、喉返神经阻滞、霍纳综合征、出血及血肿形成等。由于颈丛神经阻滞位置较高，局麻药一旦误入蛛网膜下腔即可发生严重后果。膈神经、喉返神经阻滞可影响呼吸，故同时行双侧颈深丛神经阻滞属禁忌。颈丛神经阻滞多用于颈椎前路手术，术中神志清醒，但此方法需要患者合作。由于颈丛神经阻滞可抑制颈动脉窦及迷走神经的活性，常致交感神经兴奋，可导致血压升高、心率增快等不良反应，高血压患者尤为明显，应列为相对禁忌。辅助药应尽量不用或少用，使患者保持清醒镇静的状态，有利于上呼吸道的通畅及管理。需要提醒的是：避免应用苯二氮䓬类药（咪达唑仑与地西泮），因该类药具有中枢性肌肉松弛作用，可引起舌后坠，容易导致上呼吸道梗阻，致使呼吸管理困难。

2.气管内插管困难

多见于颈椎疾病、强直性脊柱炎、脊柱外伤、脊柱畸形等患者。主要为患者颈部后仰受限，致使喉镜暴露声门困难，从而易导致气管内插管失败。对术前评估气管内插管困难患者，应采用呼吸道表麻，保持意识清醒，经口腔或经鼻腔盲探气管内插管。如借助纤维支气管镜引导插管更佳。此外，可视喉镜的使用可增加插管成功率。在处理插管困难患者时，确保患者的自主呼吸非常重要，目的是防止呼吸道危象。对于颈部活动受限的患者，不能强行搬动颈椎，应在患者颈部安置颈托，以便保护颈椎。

3.椎管内穿刺困难

脊柱侧弯畸形与骨折造成的体位受限，均有可能导致椎管内穿刺困难，甚至穿刺失败。尤其是曾有过脊柱手术史的患者再次进行脊柱手术时，相应部位椎管内麻醉应属于禁忌，由于患者的椎管结构已发生改变，除穿刺困难外，其损伤脊髓的危险也同步增加，即使穿刺成功，效果也难以保证，因此，该手术患者应选择全身麻醉为妥。

4.俯卧体位影响呼吸功能问题

腰椎或胸椎手术操作多采取俯卧体位，俯卧位可使胸廓及肺的顺应性下降，患者通气量明显减少，选择椎管内麻醉时若平面过高还可干扰通气功能，手术时间过长则影响更为显著，伴有呼吸系统疾病者甚至可导致缺氧及二氧化碳蓄积，故手术前应详细评估患者的全身情况及手术持续时间，以便采取相关解决的措施。此外，为减轻该体位所致的不良影响，体位摆放应体现头高足低位，以改善胸廓及肺的顺应性，必要时选择全麻气管内插管。近些年来全身麻醉在骨科手术患者中的应用明显增多。

5.失血量

椎体及椎管内血运丰富，术中创面渗出血较多，且难以止血，术前应了解手术方法和评估患者血液质与量的状况，并做好充分相关准备。如胸椎肿瘤、脊柱侧弯矫正等手术失血量较多，应提前做好血液保护措施，备好充足血源，保障输液途径通畅，术中连续监测动脉血压、CVP 和尿量，以指导输血、输液。

6.脊髓功能监测

脊髓损伤是脊柱手术严重并发症之一，其发生原因主要为手术过程中脊髓牵拉过度造成的机械性或缺血性损伤，严重者可以造成患者下肢瘫痪。尽管这一并发症的发生率不高，但造成的后果却非常严重。为避免或及时发现术中脊髓损伤，多采用唤醒试验或应用诱发电位监测神经功能的变化，以减少脊髓损伤风险。但这些手段均存在一定局限性。唤醒实验因不需要特殊设备，所以结果相对可靠。短效静脉全麻药与肌松药有助于唤醒实验的实施，如停止静脉用药，可使患者在较短时间内恢复意识，并能在清醒无躁动的情况下接受指令，做出动作，手术医师可判断是否脊髓受损。但唤醒试验也存在一定局限性，当脊髓损伤未累及与运动功能有关的传导径路时，唤醒试验可能无异常发现；对迟发性神经损伤在术中也不能及时识别。另外，该实验实施过程中存在术中知晓的可能。诱发电位监测技术灵敏度高,操作简便,近年来在脊柱外科手术中的应用日渐增多,包括体感诱发电位（SEP）和运动诱发电位（MEP），其中以体感诱发电位最为常用，但其影响因素较多，对脊髓功能进行判定时可能会出现假阴性或假阳性结果。如吸入麻醉药就可降低诱发电位的幅度，严重的低血压和休克也会明显抑制体感诱发电位，使其可靠性受到影响。此外，由于体感诱发电位是基于躯体感觉系统的检测指标，所以对于脊髓运动功能的反映并不敏感。而运动诱发电位可以对运动通道进行监测，在观察脊髓损伤时较体感诱发电位更为敏感，但需要在硬膜外安置电极，操作较为烦琐，其结果受全麻和肌松药的影响比体感诱发电位大，故有人建议二者联用可提高准确率。

7.胸椎手术

双腔支气管导管的使用为胸椎手术提供了便利的条件。开胸术、胸腔镜和胸腔外侧入路等手术往往需采用双腔支气管导管插管实施单肺通气。实施该麻醉方法前应详细评估患者的呼吸功能，判断患者是否耐受单肺通气。另外，除手术进行到关键步骤时应减少潮气或暂停呼吸以满足手术要求外，手术过程中尽量减少单肺通气的时间。

8.脊髓损伤患者

脊髓损伤患者心血管代偿能力明显下降，全麻诱导药应根据病情适当减少，麻醉开始前可适当扩容，以避免诱导后出现低血压。预先给予阿托品可提高交感神经张力，防止心动过缓。脊髓损伤引起的感觉、运动缺失患者甚至可以在无麻醉的状态下接受手术，若实施全身麻醉，诱导后可不必追加麻醉性镇痛药，因无疼痛刺激，术中不能激发心血管反应，此阶段患者血压往往偏低，如全身状况较佳者，不必使用升压药，可适当加快输液速度，继续观察，短时间内血压可逐渐恢复正常。

参考文献

［1］谌贻璞.肾脏内科诊疗常规[M].北京：中国医药科技出版社，2013.

［2］韩济生，神经科学[M].北京：北京大学医学出版社，2010.

［3］戴体俊，刘功俭.麻醉学基础[M].上海：第二军医大学出版社，2013.

［4］陈志扬.临床麻醉难点解析[M].北京：人民卫生出版社，2015.

［5］严敏.临床麻醉管理与技术规范[M].杭州：浙江大学出版社，2015.

［6］艾登斌，帅训军，姜敏.简明麻醉学[M].北京：人民卫生出版社，2016.

［7］孙增勤.实用麻醉手册[M].北京：人民军医出版社，2016.